Osman Rihan

Neuroanatomia concisa

Osman Rihan

Neuroanatomia concisa

ScienciaScripts

Concise
Neuroanatomy
For Medical Students

Osman Rihan

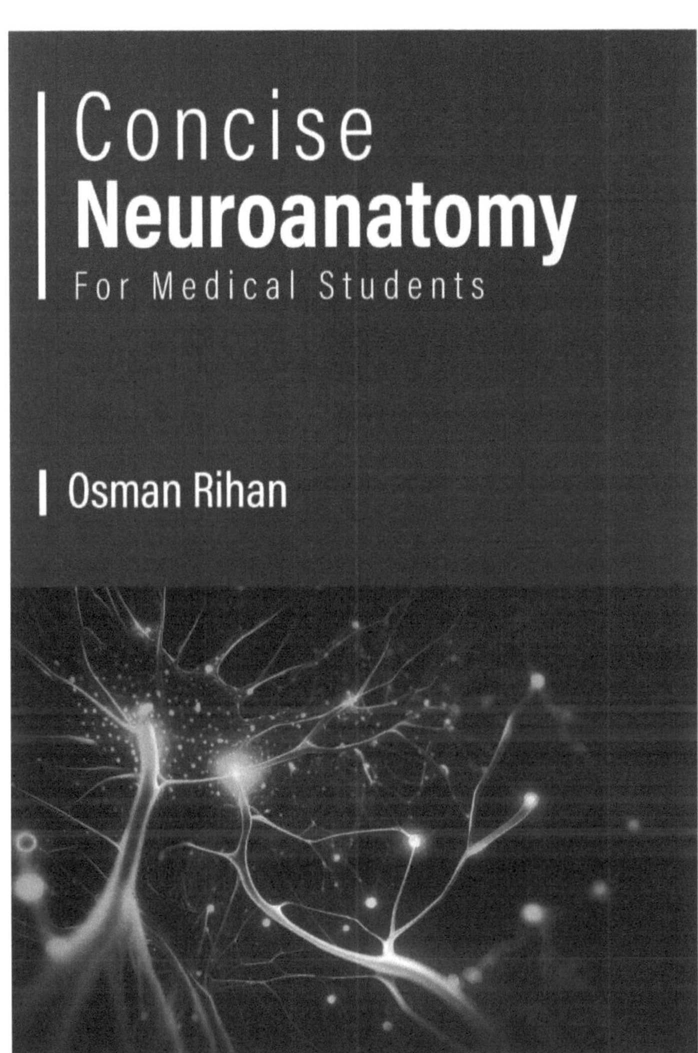

AUTOR :

Osman Rihan

Estudante na Universidade Ahi Evran - Faculdade de Fisioterapia e Reabilitação

Dedicação

Aos olhos mais bonitos que alguma vez vi, à minha mulher DR. Asma Elhaj pelo seu apoio e compreensão constantes.

Aos meus entes queridos, o meu pai Elfatih Rihan e a minha mãe Faiza Abdo, que estiveram e estarão sempre ao meu lado.

À mulher que não me deu à luz, mas que me amou como mais do que uma mãe, e eu amei-a como mais do que uma mãe, Omyma Elnour, e ao homem que me amou como um filho, e eu amei-o como um pai e um amigo, àquele que me deu o bem mais precioso da minha vida, que é a minha mulher. Rudwan Elhaj.

Prefácio

Este livro permite uma fácil compreensão da neuroanatomia e elimina a neurofobia dos estudantes.

Neste livro, tentei abordar os temas sob a forma de pontos breves, o que facilita a memorização e a rápida recordação por parte do aluno, para além das ilustrações.

A quem se destina este livro?

Este livro destina-se não só a estudantes da Faculdade de Medicina e Cirurgia, mas também a estudantes da Faculdade de Enfermagem e Fisioterapia e todos os interessados na área da neurologia podem beneficiar dele.

Agradecimentos

Quero agradecer ao Dr. **Uyesi Ismail Ceylan** que reviu este livro (professor de anatomia humana na Universidade Ahi Evran).

Quero também agradecer à Dra. Areej Alobeid que fez as ilustrações (Areej.alobeid@gmail.com)

Índice

1- Introdução

A Neurociência partiu de uma pergunta simples - como é que o cérebro funciona?

- Os gregos antigos foram dos primeiros a estudar o cérebro. O objetivo era compreender o papel do cérebro e o seu funcionamento e explicar. Perturbações neurológicas.

Os progressos científicos permitiram aos neurocientistas estudar a estrutura do sistema nervoso, o seu desenvolvimento funcional e as suas perturbações.

Definição de neurociência:

É o estudo científico do sistema nervoso: "O sistema nervoso central inclui o cérebro e a espinal medula e o sistema nervoso periférico inclui os nervos e os gânglios".

Ramos da neurociência: -

1- Neurociência do desenvolvimento: -

É um estudo da forma como o cérebro e o comportamento se desenvolvem e mudam desde a conceção até à idade adulta.

2- Neurociência cognitiva:-

Estuda a forma como o cérebro forma e controla os pensamentos.

3- Neurociência molecular e celular: -

Estuda o papel das moléculas individuais. Os genes no funcionamento dos nervos e do sistema nervoso a nível molecular e celular.

4- Neurociência comportamental: -

Estuda as bases biológicas do comportamento dos seres humanos e dos animais. Também conhecida como psicologia biológica.

5- neuroanatomia: -

É o estudo da estrutura anatómica do sistema nervoso central. Inclui o estudo de estruturas macroscópicas, como o cérebro, e de estruturas microscópicas, como os neurónios.

6- Neurociência afectiva: -

É o estudo dos mecanismos pelos quais o cérebro cria respostas emocionais.

Combina a neurociência com o estudo psicológico. De Personalidade, humores e emoções

7- Neurociência clínica

É um estudo científico dos mecanismos subjacentes às doenças e perturbações que afectam o cérebro e o sistema nervoso central

8- Neurofisiologia

Estuda a forma como o cérebro e as suas funções se relacionam com diferentes partes do corpo, desde o nível subcelular até aos órgãos inteiros.

importante da neurociência: -

1 - compreender o cérebro e o seu impacto no comportamento e nas funções cognitivas ou na forma como as pessoas pensam.

2- Investigar e tratar as perturbações do sistema nervoso "perturbações neurológicas, psiquiátricas e do neurodesenvolvimento".

3- Interferir com outras disciplinas, como a engenharia, a psicologia, a matemática e a informática.

4- Muitas utilizações para outras inteligências artificiais

2- Neurohistologia

Visão geral: tecido nervoso:

• O sistema nervoso é o mais complexo do corpo. É o principal sistema de controlo, regulação e comunicação do corpo.

• É formado por uma rede complexa de muitos milhares de milhões de células nervosas "neurónios" e células de suporte "neuroglia - células gliais"

• Os tecidos nervosos estão distribuídos por todo o corpo.

Organização geral do sistema nervoso: -

-O sistema nervoso tem duas divisões principais: -

1 - Anatomicamente estrutural" que se divide em

A- Sistema nervoso central SNC

B- Sistema nervoso periférico PNS

2- Funcionalmente Fisiologicamente" que se divide em

divide em

Sistema nervoso A-somático

B- Sistema nervoso autónomo.

1- Subdivisão anatómica: -

A- Sistema nervoso central (SNC): -
* A unidade de controlo Bodymaster.
* Constituído pelo cérebro e pela espinal medula
  * O cérebro ou a espinal medula são constituídos por duas partes: a substância cinzenta e a substância branca.
  * As células e os corpos nervosos estão presentes principalmente na matéria cinzenta. enquanto os seus axónios estão presentes principalmente na substância branca.

B-Sistema nervoso periférico (SNP): -

consistem em: -

* terminações nervosas "sensoriais e motoras" que conduzem impulsos de e para o SNC
* Nervos periféricos "Somáticos e autonómicos"
* Gânglios "cranio-espinhais e autonómicos".

Pequenos grupos de células nervosas fora do SNC

2- Subdivisões funcionais: -

i- Sistema nervoso somático: -

Transporta informação sensorial dos órgãos sensoriais para o SNC e transmite comandos de "movimento" motor aos músculos "controlam o movimento voluntário"

ii- Sistema nervoso autónomo: -

Regula os processos corporais involuntários, incluindo o ritmo cardíaco

A respiração, a digestão e a contração das pupilas

funcionam automaticamente, sem direção

consciente.

Neurónios

- São a unidade estruturada e funcional do sistema nervoso.

Caracteriza-se por

1- Excitabilidade ;

Respondem a alterações ambientais através da geração de potenciais de ação ou impulsos nervosos.

2- Condutividade :

São capazes de propagar impulsos nervosos.

Estrutura histológica do neurónio: -

- O neurónio é constituído por três partes:_

1- O corpo celular "Pericário - soma" :-

Peri = à volta. Karyon = núcleo.

- O corpo celular é constituído por:

  - núcleo: eucromático
  - citoplasma que contém: -

i-   corpos de nissl:-ao microscópio eletrónico "EM" agregados de ribossomas e de retículo endoplasmático rugoso

-Funções

Síntese de proteínas "por exemplo, neurotransmissores".

-Distribuição:-

No corpo celular, exceto na região da colina do axónio "Junção entre o corpo caloso e o axónio celular -". É o local de geração do potencial de ação.

ii- Aparelho de Golgi:-

Para o acondicionamento de neurotransmissores em vesículas sinápticas.

iii- citoesqueleto:-

Formado por neurofibrilas que incluem neurofilamentos e microtúbulos Desempenhando um papel na transmissão de impulsos nervosos

iv - Inclusões:

Lipofuscina Pigmento e lípidos.

2- o Axónio:-

-origem

A partir do monte do axónio

-número:-

  sempre solteiro

• Forma:-

Comprido com uma forma cilíndrica regular

-Função:-

Gerar e conduzir impulsos para outras células
Receber estímulos de outros neurónios.

-Branqueamento: -

-Não há ramificações, exceto na terminação do axónio.

-Pode dar origem a colaterais que surgem num ângulo reto.

Estrutura:-

o exoplasma Contém poucos organelos neurofibrilas Vesículas sinápticas e mitocôndrias

Os corpos Nissl estão ausentes

3- Os Dendritos:-

• Origem de qualquer parte do corpo celular

Número:-

normalmente múltipla nos neurónios multipolares". Pode ser única "nos neurónios bipolares"

-Função:-

conduz os impulsos nervosos em direção ao corpo celular

- Forma curta, espessa na origem e afunilada na extremidade

Ramificação: -

muitos ramos que surgem num ângulo agudo com espinhos curtos de sinapses.

Estrutura:-

contém a maioria dos organelos como no Pericárdio, exceto o aparelho de Golgi

-Corpos de Nissl. são Presentes

- Bainha envolvente: -

Não está rodeado de bainha.

Classificação dos neurónios

1- Funcionalmente: -

i- Neurónios sensoriais: -

são aferentes, transportam impulsos dos receptores para o SNC

ii- neurónios motores:-

são eferentes, transportam impulsos do SNC para os órgãos efectores, como os músculos e as glândulas.

iii- Interneurónios: - "neurónios de associação" :-

- Actuam como elo de ligação entre os neurónios sensoriais e motores.
- são geralmente nomes multipolares ou anaxónicos e incluem 99% dos neurónios do SNC.

2- Morfologicamente: -

De acordo com o número de processos que se estendem do corpo da célula.

i- unipolar:

- têm apenas um processo de chamada

Local presente na fase embrionária

ii- Neurónios pseudo unipolares ;

-têm um único processo que se divide como a letra T em dois ramos e ambos são axónios"

- local nos gânglios cranioespinhais

iii- Neurónios bipolares: -

- têm dois processos: um é um axónio e o outro é um dendrito.

- Local Nos neurónios olfactivos presentes na mucosa olfactiva do nariz.

iv- neurónios multipolares: -

-têm um axónio e dois ou mais dendritos.

- são classificados de acordo com a forma do seu pericário em -

A. neurónios estrelados :-

são as células do corno anterior da medula espinal e as células dos gânglios autonómicos.

Neurónios B-Piramidais: -

No córtex cerebral.

C. Neurónios piriformes :-

No córtex cerebelar "células de Purkinje" e na retina

Chamadas de grânulos D No córtex cerebelar.

Neurónios V-Anaxónicos:

- com muitos dendritos mas um axónio - não produzem potenciais de ação, mas regulam as alterações eléctricas dos neurónios adjacentes.

- No SNC, a maioria dos pericários neuronais encontra-se na substância cinzenta, enquanto os axónios se encontram na substância branca.

- a maioria dos neurónios é multipolar

Os neurónios bipolares encontram-se na retina, na mucosa olfactiva e nos gânglios coclear e vestibular do ouvido interno.

Fibra nervosa:-

Definição: -

- É um axónio envolvido por uma bainha especial.
- As bainhas envolventes diferem consoante as fibras façam parte do sistema nervoso central ou periférico.

1- No sistema nervoso periférico

A- mielinizada com bainha de mielina e neurilema :

Estão presentes nos nervos periféricos um tronco nervoso"

B - não mielinizado com neurilema:

Estão presentes principalmente no sistema nervoso autónomo

C-Naked :

Não coberto pela bainha Presente nas terminações nervosas. "Parte terminal dos nervos periféricos".

2- No sistema nervoso central:
A- mielinizada com bainha de mielina :

Presente na substância branca e no nervo ótico

B- Nua :

Presente na massa cinzenta.

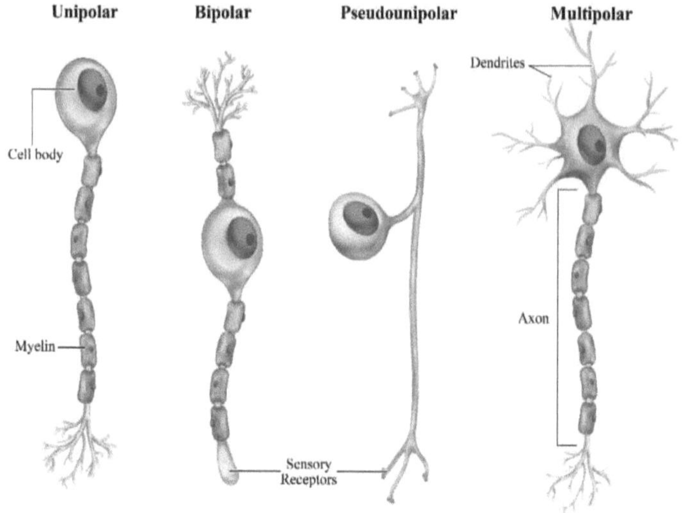

Figura 1-1: Tipos morfológicos de neurónios

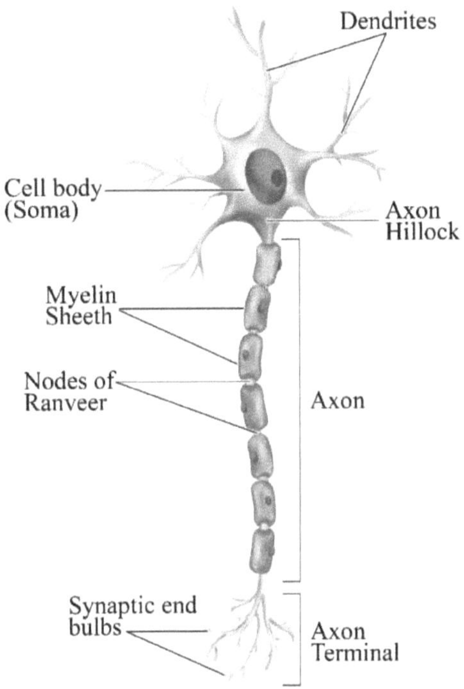

Figura 1-2: neurónio

Comunicação sináptica

Definição:

- As sinapses são os locais onde se encontram os impulsos nervosos.
- conduzidas de um neurónio para outro neurónio ou de um neurónio para outras células.
- As sinapses convertem um impulso elétrico da célula pré-sináptica num sinal químico que afecta a célula pós-sináptica através de neurotransmissores.

Uma sinapse tem os seguintes componentes: -

1 - Terminal do axónio pré-sináptico "bouton terminal"

2- Membrana da célula pós-sináptica

3- a fenda sináptica

A sinapse pode produzir um efeito excitatório ou inibitório na membrana pós-sináptica.

1- Sinapses excitatórias: -

Os neurotransmissores provocam a abertura dos canais de Na pós-sinápticos e o consequente início da polarização.

2- Sinapses inibitórias:-

- Os neurotransmissores abrem os canais de Cl
  ou de aniões, provocando hiperpolarização.
- Uma vez libertados, os neurotransmissores
  são rapidamente removidos por
  decomposição enzimática, difusão ou
  endocitose.

Tipos morfológicos de sinapses: -

1- Sinapse axossomática.

o axónio forma uma sinapse com o pericárdio

2- Axodendrítico: -

o axónio Forma uma sinapse com o dendrito

3- Axoaxónico: -

Axónio Forma uma sinapse com outro axónio

Principais categorias de neurotransmissores: -

1- Aminoácidos tais como:

Glutamato - Glicina - Serotonina

2- Pequenos péptidos, tais como: - endorfinas e
   substância P
3- Catecolaminas, tais como:

epinefrina "adrenalina" - norepinefrina e
dopamina.

Nota clínica: -

Os inibidores selectivos da recaptação da serotonina (ISRS) são utilizados no tratamento da depressão e das perturbações de ansiedade e destinam-se a inibir a recaptação da serotonina e a aumentar os seus níveis na membrana pós-sináptica.

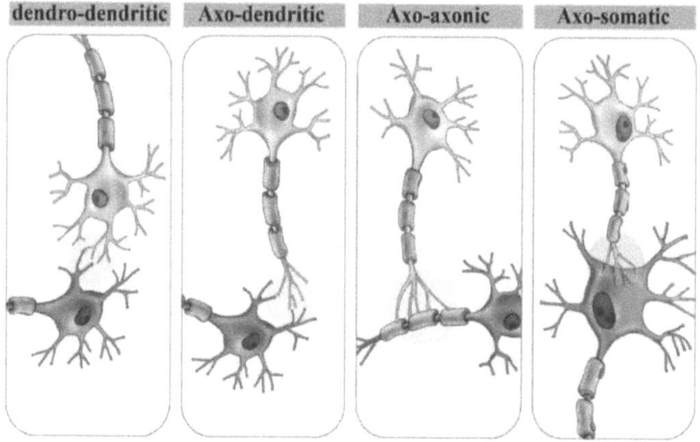

Figura 2-1: tipos de sinapse

Células gliais

- As células gliais desempenham um papel muito importante na sobrevivência e atividade do suporte neural.
- São os mais abundantes no cérebro do que os neurónios.
- A maior parte delas é desenvolvida a partir de células progenitoras da placa neural embrionária
- Fornecem aos neurónios apoio nutricional e proteção e também desempenham um papel na regulação da atividade neural.
- No SNC, as células gliais rodeiam. Tanto os corpos celulares neuronais como os processos de axónios e densidades.

Existem seis tipos de células gliais: -

1- Oligodendrócitos: -

- Produzem as bainhas de mielina à volta dos axónios no SNC

-São as células gliais predominantes na substância branca do SNC, que é branca devido aos lípidos concentrados nas bainhas das membranas.

2- Astrócitos: -

originado de um tubo neural.

Funções: -

- Apoiar os neurónios estruturalmente e metabolicamente
- contribuem para a barreira hemato-encefálica BBB.
- Processos de reparação
- controlo da vasodilatação no SNC
- Regulação da concentração iónica extracelular em torno dos neurónios

- a causa mais comum Origem dos tumores cerebrais.

3- Célula de Schwann "neurolemmócito" :-

Originário da crista neural

Funções:

- Produção de mielina "mielinização do SNP"
- Isolamento elétrico.

4- Células satélites dos Gânglios: - originadas da crista neural Função:

Suporte estrutural e metabólico dos corpos celulares neuronais.

5- Células ependimárias: -

- originado de um tubo neural.

- são células colunares ou cuboidais que revestem o ventrículo do cérebro e o canal central da medula espinal.

função: -

Auxílio Produção e circulação do líquido cefalorraquidiano.

6- Microglia: -
* originários de monócitos da medula óssea"
* menos numerosos do que os oligodendrócitos ou os astrócitos, mas tão comuns como os neurónios.
* São pequenas células com processos curtos e irregulares distribuídas pela substância cinzenta e branca.
* migram através da neuropila para atacar microorganismos.
* secretam várias citocinas imunoreguladoras, sendo o principal mecanismo de defesa imunitária no SNC.

Nota clínica: -

Na esclerose múltipla (EM), a bainha de mielina que envolve os axónios é danificada por um mecanismo autoimune pelos linfócitos T e pela microglia devido a uma doença autoimune.

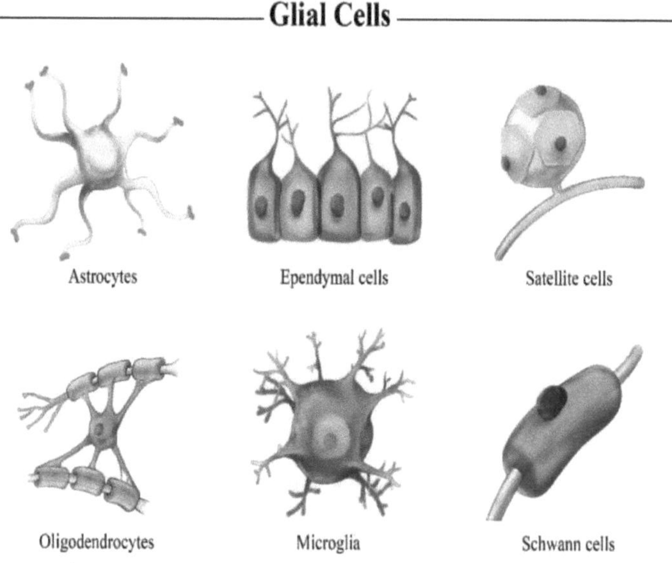

Figura 3-1 Alguns tipos de células gliais

3- Desenvolvimento do sistema nervoso

1 - O sistema nervoso central: -

- desenvolve-se no início da terceira semana de desenvolvimento como uma placa neural.
- A placa neural desenvolveu-se para formar um tubo neural que dá origem ao cérebro e à espinal medula.
- O tubo neural tem duas extremidades: -

A - A extremidade craniana "Forma o cérebro"

B- A extremidade caudal "forma a medula espinal"

2- O sistema nervoso periférico: -
- provenientes de três fontes :

A-célula da crista neural

B- tubo neural

c. mesoderme

➢ Desenvolvimento do tubo neural: -

- começam na terceira semana e completam-se na quarta semana de desenvolvimento, a partir do ectoderma.
- O processo de formação do tubo neural chama-

se neurulação

• A extremidade craniana do tubo neural dá origem a três vesículas

1- As três vesículas cerebrais primárias: -

• desenvolver-se durante a semana 4

i. Prosencéfalo "Cérebro anterior": -

dá origem ao telencéfalo e ao diencéfalo.

ii- mesencéfalo "o cérebro médio":-

permanece como o mesencéfalo

iii- Rombencéfalo "o cérebro posterior": - dá origem ao metencéfalo e ao mielencéfalo

2- As cinco vesículas cerebrais secundárias:

- desenvolvem-se na semana 6

i. Telencéfalo: - dá origem aos hemisférios cerebrais

ii- Diencéfalo -

Dá origem ao epitálamo, ao subtálamo, ao tálamo e ao hipotálamo, ao nervo ótico da retina (NCII), ao quiasma ótico. E trato ótico.

iii- Metencéfalo: -

dá origem à ponte e ao cerebelo.

V. mesencéfalo: - dá origem ao mesencéfalo iv

- Mielencéfalo: - dá origem à medula

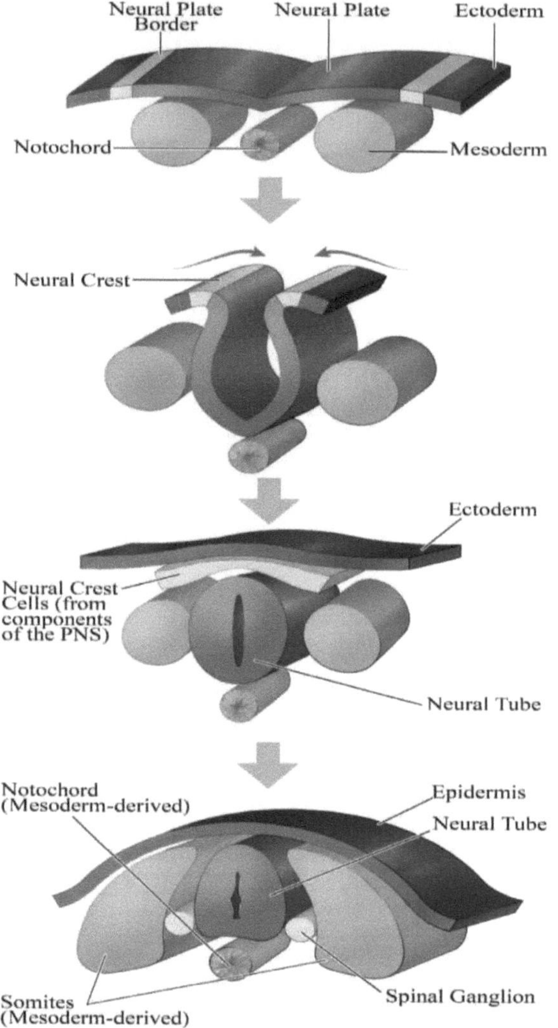

Figura 4-1 Desenvolvimento do tubo neural

4- Medula espinal

Introdução:

- É uma continuação do tronco cerebral.

- É uma parte do SNC

Estende-se desde a medula oblonga no tronco cerebral até à região lombar da coluna vertebral.

- É coberto pelas meninges.

- pesa cerca de 30g.

Funções da medula espinal:

- Enviar impulsos motores do cérebro para o corpo.

- enviar informação sensorial do corpo para o cérebro

- Gerir os reflexos.

A lesão da medula espinal pode causar: -

- Alterações permanentes na Força do corpo

- Perda de sensibilidade

- perda de controlo motor.

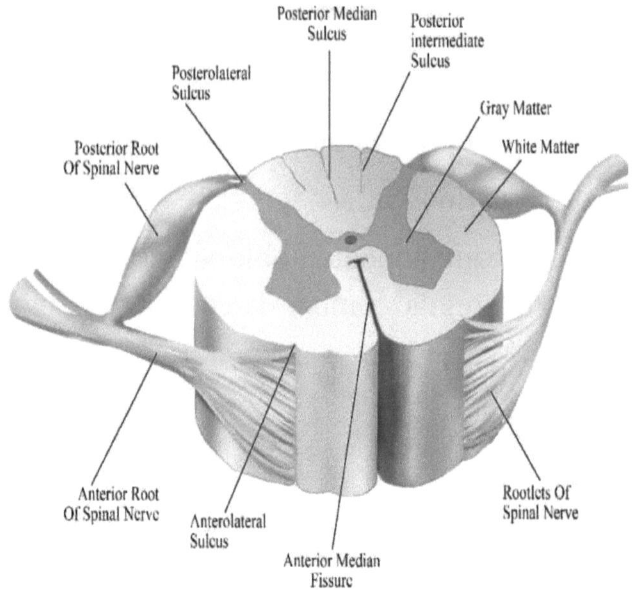

Figura 5-1: secção transversal da medula espinal

Desenvolvimento da medula espinhal

As células neuroepiteliais formam ;

i.   Zona ventricular :

Forma células ependimárias

ii.   zona intermédia: forma-se a partir de

neuroblastos

iii.   zona marginal: forma a substância branca

- As letras desenvolveram-se a partir da parte caudal do tubo neural
- Medula espinal composta por uma camada de epitélio colunar
- o tubo neural diferencia-se para formar uma camada ependimal.

O tubo neural mais tarde diferencia-se para formar:-

1 - duas paredes laterais espessas

2- Placas finas de teto e de chão.

As paredes laterais diferenciam-se em: -

1- Camada ependimária interna "que reveste o canal central"

2- A camada intermédia do manto "forma a massa cinzenta"

3- A camada marginal externa "Forma a substância branca"

A camada do manto da matéria cinzenta diferenciou-se em:

1- Placa Alar:

Principalmente neurónios sensoriais - Forma o corno posterior.

2- Placa basal :

Principalmente neurónios motores - Forma o corno anterior Separados por sulcos limitantes.

As fibras nervosas das torres ventral motora e dorsal sensitiva unem-se para formar o tronco do nervo espinhal.

Nota clínica: -

A maioria dos defeitos da medula espinal resulta de um fecho anormal das pregas neurais na terceira e quarta semanas de desenvolvimento.

-As anomalias resultantes dos defeitos do tubo neural "DNIs" podem envolver as meninges e a canela. Vértebras, músculos e pele.

Morfologia externa da medula espinal: -

- É cilíndrico
- Tem cerca de 45 cm de comprimento nos machos e 42 cm nas fêmeas.
- Começa no foramen magnum do crânio e continua com a medula oblonga do cérebro.

Cessação: -

i-	nos adultos, termina na borda inferior da 1ª vértebra lombar LI.

ii-	Nas crianças pequenas, termina no bordo superior da 3ª vértebra lombar L3

iii-	termina numa extremidade distal cónica". Cones medulares".

Ampliações: -

1- O alargamento cervical C5-TI dá origem ao

plexo braquial.

2- madeira serrada Ampliação LI-82

- Origens torácicas e lombares
- Dá origem ao plexo lombossacro.

Nervos da medula espinal: -

• são constituídos por 31 pares de nervos

- ➢ 8 Cervical
- ➢ 12 Torácica
- ➢ 5 Lumber
- ➢ 5 sacral
- ➢ 1 coccígeo.

- contêm fibras motoras e sensoriais

Cauda equina "cauda de cavalo" :

Coleção de nervos lombossacrais e coccígeos a terminação da medula espinal.

Considerações especiais sobre os nervos espinais: -

1- o primeiro nervo cervical passa entre o atlas e o crânio.

2- o segundo nervo cervical Passa entre o atlas e o áxis.

3- o nervo cervical 1st e o nervo coccígeo não têm geralmente raízes dorsais "sensoriais".

4- Os nervos espinais saem do canal vertebral através dos forames intervertebrais ou sacrais, exceto C1.

Classificação funcional das fibras nervosas espinhais:

1- Fibras aferentes somáticas: -

Transportam as sensações da tíbia, das articulações e dos músculos para o sistema nervoso central.

2- Fibras eferentes somáticas:-

Transportam a saída motora das raízes ventrais para os "neurónios motores ventilados" e inervam os músculos esqueléticos.

3- fibras aferentes viscerais:

Transportar as sensações dos órgãos viscerais para o SNC

4- fibras eferentes viscerais:-

Transportam a saída motora para as glândulas, músculos lisos e órgãos viscerais, incluindo fibras simpáticas e parassimpáticas.

Componentes dos nervos espinais: -

- a medula espinhal é dividida em metades direita e esquerda. Pela fissura mediana anterior e pelo sulco mediano posterior.

- o nervo espinal é formado pela união das raízes dorsais e ventrais

1- Raízes dorsais: -

- São principalmente sensoriais
- contém distalmente os gânglios da raiz dorsal
- contém fibras de estruturas subcutâneas e profundas.

2- raízes ventrais:-

- São principalmente motores
- Transportam neurónios motores alfa e gama que transmitem a sensação das vísceras torácicas e abdominais.

3- Cauda equina: -

Já mencionado anteriormente.

4- Ramos do nervo espinal :

- Ramos de comunicação
- responsável pela transmissão dos sinais autonómicos entre os nervos espinais e o tronco simpático.

1- Ramo primário dorsal: -

- Inerva a pele e os músculos das costas.

2- ventral Ramo primário: -

- inerva a pele e os músculos do tronco na parte anterior do tronco.
- as fibras nervosas que irrigam o

membro superior provêm do ramo anterior, denominado plexo nervoso.
- O ramo anterior dos nervos espinais cervicais superiores é designado por plexo nervoso.

3- ramo meníngeo :-
Inerva as meninges e a coluna vertebral.

4- Comunicantes do rami cinzento: -
- existem em todos os níveis da medula espinhal
- Transporte Fibras simpáticas pós-ganglionares

5- o rami branco comunica: -
- só saem da medula espinal entre os níveis de T1-22
- Transportar fibras simpáticas pré-ganglionares.

Inervação do nervo espinhal:-
i-   miótomos:
- Um grupo de músculos inervados pelas fibras de um nervo espinal.
- movimento de controlo

ii- Dermátomo: -

- Áreas da pele que são fornecidas por uma única fibra sensorial do nervo espinal
- controlo Sensação

iii- Esclerótomo: -

- é constituído por ossos e ligamentos inervados pelas fibras de um nervo espinal.
- a espinal medula é constituída por matéria cinzenta "centralmente" e matéria branca "perifericamente".

Morfologia interna da medula espinal: -

➢ Massa cinzenta: -

• Trata-se de um padrão em forma de H ou de borboleta.

• Localizado no centro da medula espinhal.

- contém um canal central.
- é constituído por:

- corpos celulares neuronais
- dendritos
- Interneurónios
- células gliais

Consiste em três cornos "Colunas de células" e

lâminas

> os cornos são:
- Coluna cinzenta anterior "corno"

- Coluna cinzenta dorsal "corno"

- "cornos" laterais da coluna cinzenta ligados por

uma comissura de substância cinzenta.

- Laminas:-

- Lamina significa placa ou camada

  - As lâminas espinais são uma camada de
    células nervosas na matéria cinzenta da
    medula espinal.

- Conhecido como Rexed's Laminae

  - A matéria cinzenta da espinal medula ben
    pode ser diferenciada em dez lâminas Rexed
    1-X
  - Lâminas 1-X organizadas do corno dorsal
    para o corno ventral
  - Lâmina X Localizada centralmente em torno
    do canal central.

Lâmina 1 : -

- camada fina Localizada na ponta do corno
dorsal

- Chama-se responder a estímulos nocivos ou

térmicos
- tem uma elevada concentração de substância P.

Lâmina ii :-
- Envolvido na sensação de estímulos nocivos e não nocivos
- Alguns dos seus neurónios respondem à dor
- Corresponde à substância glenatinosa
- - Enviar informações para as lâminas iii e iv.

lamina iii :-
- Corresponde parcialmente ao núcleo Proprius
- envolvidos na propriocepção e na sensação de toque ligeiro.

Lâmina iv :-
- Envolvida na transmissão de informação sensorial não nociva Processamento da casca
- Corresponde parcialmente ao núcleo Proprius.
    Lamina v :-
    - As células respondem a estímulos aferentes nocivos e viscerais
    - Relé Sensorial.

lâmina VI:-

* Recebe informações sensoriais dos fusos
  musculares

  .

  lâmina VII:-

* Transmite a informação do motor às
vísceras
    * O núcleo dorsal de Clarke faz parte deste
      núcleo. lâmina viii e iX
    * estão envolvidas na modulação da
      produção motora do músculo esquelético.

  Lamina x :-
* Rodear o canal central.

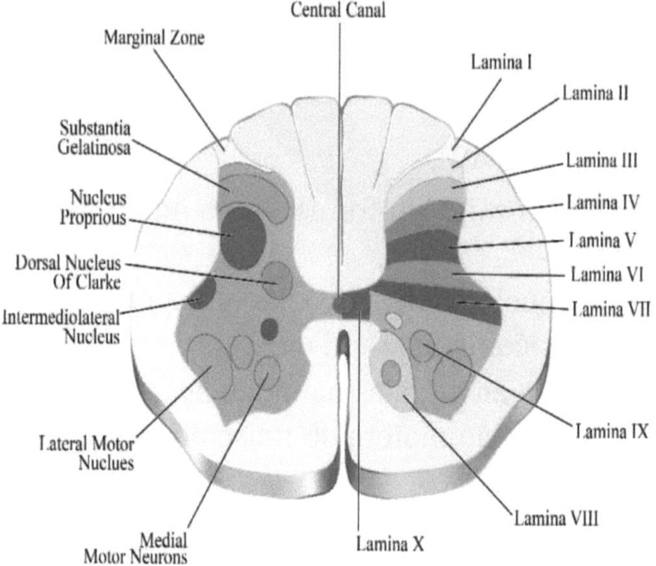

Figura 6-1: Lâminas da medula espinal

Trajectos na espinal medula

Definição de "track": -

É um feixe de fibras nervosas mielinizadas que têm a mesma origem, a mesma terminação e a mesma função.

Dois tipos de pistas:-

pequeno texto:-

- começam e terminam na medula espinal
- não chegar ao cérebro
- ligam os segmentos da medula espinal.

Faixas longas:-

- Começa na medula espinal e termina no cérebro ou do cérebro para a medula espinal.

- Dividido em
1- Tratos ascendentes "sensoriais".
Transportam as sensações da medula espinal para o cérebro.

2- Os tractos descendentes "motores" transportam os estímulos motores do cérebro para a medula espinal.

Trajectos na medula espinal:-

Faixas ascendentes:-

- trato espinotalâmico lateral
- Tractos da coluna dorsal
- Via espinocerebelar anterior
- Trato espinocerebelar posterior .

Pistas descendentes:

- o trato cortico-espinal
- o trato vestibulospinal
- o trato rubrospinal
- o trato tectospinal
- o sistema autónomo descendente.

- O prefixo "spino" indica que o trato tem origem no trato espinal.

As vias ascendentes da espinal medula:-.

i. Trato espinotalâmico lateral

- Transportar Dor e sensações térmicas
- Também conhecido como fascículo espinotalâmico lateral.
- Decussado" Cruza " ao nível da medula

espinal e não ao nível do tronco cerebral

- A dor e a sensação sensorial são transportadas em fibras de condução rápida.

ii- O trajeto espinotalâmico anterior:-

- Transporta informação sensorial relativa à luz, tato mal localizado.
- Esta informação é transportada em fibras de condução lenta
- Decussa ao nível da medula espinal.
- Também conhecido como fascículo espinotalâmico ventral.

iii- O trajeto da coluna dorsal:-

- Também conhecida como Via Coluna Posterior-Lêmnisco Medial PCML
- Parte do sistema lemniscal medial.
- Transmite a sensação de tato, vibração, discriminação de dois pontos e propriocepção "Posição do corpo" a partir da pele b e Articulações.
- O fascículo grácil :-
- Também conhecido como fascículo gracioso ou coluna de Goll.
- Representa a porção medial da coluna dorsal.
- Responsável pela transmissão de informações da parte inferior do corpo para o tronco

cerebral

O fascículo cuneiforme

• Representar o neurónio de primeira ordem do trato da coluna dorsal.

• Responsável pela transmissão de informações da metade superior do corpo.

Os fascículos cuneiforme e grácil estão separados entre si por um sulco intermediolateral.

IV- O trato espinocerebelar anterior

- Serve para transmitir informações sobre os movimentos dos músculos e das articulações ao cerebelo.
- Conhecida como Coluna de Gower.

v- o trato espinocerebelar dorsal:-

- Transporta informações proprioceptivas do membro inferior e do tronco
- As fibras aferentes dos músculos e da pele entram na medula espinal através do corno dorsal, onde fazem sinapse com o neurónio de segunda ordem do núcleo de Clarke.
- Fibras axonais do núcleo de Clarke Transportam informação proprioceptiva na

medula espinal ipsilateralmente e continuam
até entrar no cerebelo através do Pedúnculo
Cerebelar inferior.

As vias descendentes da espinal medula: -

i- o trato cortico-espinal: -

• Também conhecido como Pistas piramidais

• tem origem no córtex cerebral e termina nos
neurónios motores inferiores e nos interneurónios
da medula espinal.

• controla movimentos voluntários rápidos, hábeis
e não posturais.

ii- o tema Rubrospinal :-

• começando como axónios dos neurónios
presentes no núcleo vermelho e terminando em
sinapse com os interneurónios na medula espinal.

• tem função motora

iii- a via vestibuloespinhal:-

• tem origem nos núcleos vestibulares do tronco
cerebral

• consistem em -

1 - trato vestibulospinal medial

2- trato vestibulospinal lateral

• controlar o equilíbrio do corpo

vi- a via reticospinal:-

- Surgem da formação reticular
- Responsável pela locomoção e controlo postural
- Parte da via extrapiramidal
- É constituído pelos tractos medial e lateral.

A via tectospinal

- Também conhecido como Colliculospinal tract
- Coordena o movimento da cabeça e dos olhos
- Parte do sistema extrapiramidal

VI - via autonómica descendente:-

• Situado no:-

1 - Córtex cerebral

2- hipotálamo

- associadas ao controlo das actividades autonómicas.

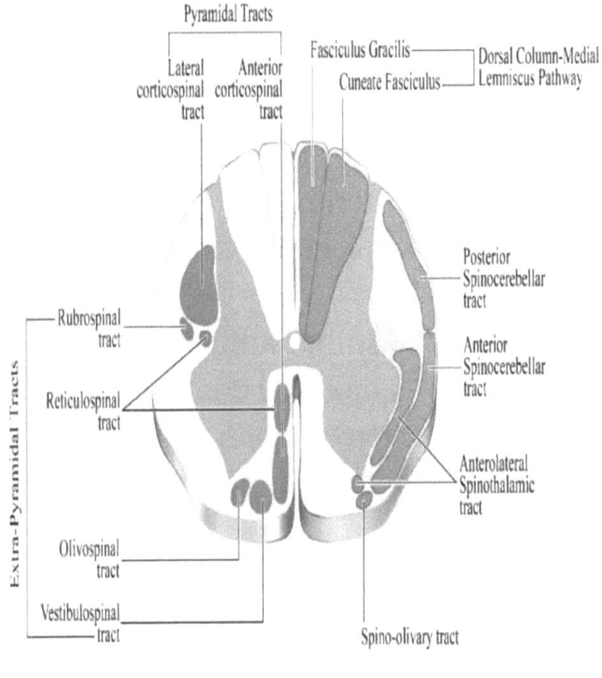

Figura 7-1 Tractos da medula espinal

Fornecimento de sangue para a medula espinal

1 - Artéria espinal anterior

2- Artérias posteriores da coluna vertebral

3- Artérias segmentares da coluna vertebral.

1- A artéria espinal anterior :-

* Formado pela união de duas artérias
* Supre os dois terços anteriores da medula espinhal - formado por ramos das duas artérias vertebrais.

2- Artérias posteriores da coluna vertebral

* Provêm da artéria vertebral ou das artérias cerebelosas posteriores inferiores (PICA)
* Supre o terço posterior da medula espinhal.

3- artérias segmentares da coluna vertebral :-

* chegam à medula espinal como artérias radiculares anteriores e posteriores.
* Grande artéria medular anterior de

Adamkiewicz.
- provêm da artéria intercostal lateral ou da
  artéria lombar ao nível do ângulo de
  TB-L3.

Nota:-
As artérias radiculares e segmentares
são mais importantes no fornecimento
vascular da medula espinal porque
são artérias terminais, pelo que
qualquer bloqueio de qualquer uma
delas resultará em danos na área por
elas fornecida.

Drenagem venosa:-

• As veias espinais formam plexos
anterior e posteriormente e pares de
veias longitudinais junto às raízes
nervosas.

• Todos eles drenam para:-
1 - veias vertebrais do pescoço
2- veias ázigos do tórax
3- veias lombares na região lombar
4- veia sacral lateral na região sacral

através dos forames intervertebrais.

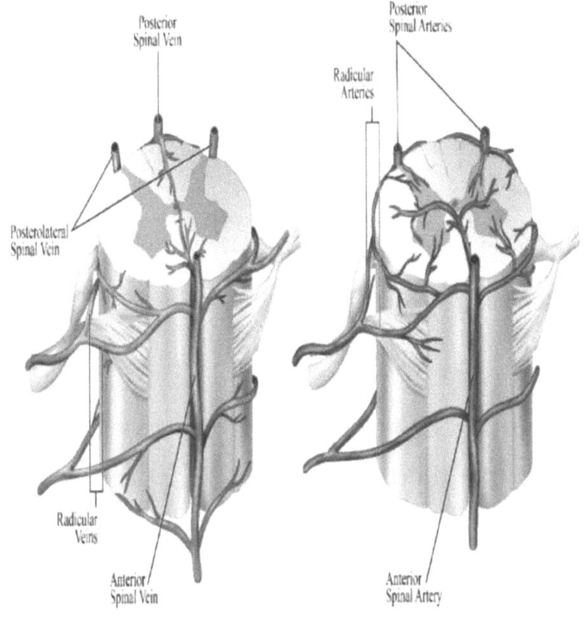

Figura 8-1 irrigação sanguínea da medula espinal

5- Tronco cerebral

Visão geral:-

- É a extensão inferior do cérebro onde se liga à medula espinal.

A maior parte dos nervos cranianos provém do tronco cerebral

Partes do tronco cerebral:-

1 - Medula oblonga
2- Cérebro médio
3- Pons
- Recebe o seu fornecimento de sangue dos sistemas vertebro-basilares
- 2,6% e o peso total do cérebro

Funções:-

- controlar o ritmo cardíaco e respiratório
- Fornece o fornecimento de nervos motores e sensoriais à face e ao pescoço através dos nervos cranianos.
- Regulação do SNC e do ciclo de sono do organismo.

Desenvolvimento do tronco cerebral: -

o cérebro está dividido em

1- Cérebro anterior "Prosencéfalo"
2- Mesencéfalo do mesencéfalo
3- Cérebro posterior "Rombencéfalo"

O prosencéfalo divide-se em

- Telencéfalo que se forma:
- 2º hemisfério cerebral
- 2º ventrículo lateral.
- Diencéfalo que se forma:
- Talamim
- 3º ventrículo

O mesencéfalo do cérebro médio

O rombencéfalo divide-se em":"

- mielencéfalo que forma a medula oblonga
  metencéfalo que forma a ponte e o cerebelo.

Desenvolvimento do mielencéfalo: -

- Desenvolve-se a partir do rombencéfalo e
  forma a medula oblonga.
- Diferente da medula espinhal, pois as suas
  faces laterais são evertidas.

- Placas alares anais basais separadas pelo sulco
limitante.

Placa basal:-
- Semelhante ao da medula espinal
- contém núcleos motores.

Os núcleos motores são divididos em:
- Grupo eferente somático
- Grupo eferente visceral especial
- Grupo eferente visceral geral.

1- Grupo eferente somático :-
- Contém neurónios motores
- Extensão até ao mesencéfalo denominada eferente somática
- coluna do motor
- Inclui os neurónios do nervo hipoglosso "Xii" que irrigam os músculos da língua.

2- Grupo especial de eferentes viscerais:-
- Os seus neurónios motores alimentam os músculos estriados dos arcos faríngeos.
- Extensão para o metencéfalo formando a coluna motora eferente visceral especial.

Inclui neurónios de:-

- Vago acessório "xi"

- nervo glossofaríngeo "ix"

3- Grupo de eferentes viscerais gerais:-
- Contém neurónios motores.
- fornecer músculos involuntários de :
- Trato respiratório
- Trato intestinal
- coração

Placa de Alar: -

- contém três grupos de núcleos sensoriais de retransmissão

1- Aferente somático "sensorial geral":
- Recebe impulsos da cabeça "CNV" e do ouvido "CN viii"
- Recebe sensações de dor, temperatura e tato.

2- Eferente especial "intermédia":-
- Recebe impulsos da cavidade oral " língua - Palato orofaringe - epiglote "
- Forma o nervo vestibulococlear e o equilíbrio. "VIII" Para a audição

3- Aferente visceral geral "medial":-
- Recebe impulsos do TGI e do coração.

Placa de cobertura.

Consiste numa única camada de células

ependimárias cobertas pela substância pia.

• Formação do Plexo Coroide:-

A telha coroidea no teto do mielencéfalo invagina-se para a cavidade subjacente sob a forma de tufos formando o plexo coroideu.

Desenvolvimento do metencéfalo: -

• Semelhante ao mielencéfalo

• caracterizado por placas basais e alares

Forma: -

   1 - o cerebelo

Um centro de coordenação da postura e do movimento

   2- o Pons

• o trajeto das fibras nervosas entre a medula espinal e os córtices cerebral e cerebelar.

A placa basal:-

Contém 3 grupos de neurónios motores

   • O grupo eferente somático medial

• dá origem ao músculo do nervo abducente

- O grupo eferente visceral especial: -
- Contém núcleos do nervo trigémeo facial
- Inervam o músculo do primeiro e segundo arcos faríngeos.

- O grupo eferente visceral geral: - com axónios que irrigam as glândulas submandibulares e sublinguais.

A placa de alarme: -

-Contém três grupos de núcleos sensoriais

1- Grupo aferente somático lateral:

  - Contém neurónios do nervo trigémeo

2- Grupo aferente especial

3- grupo aferente geral.

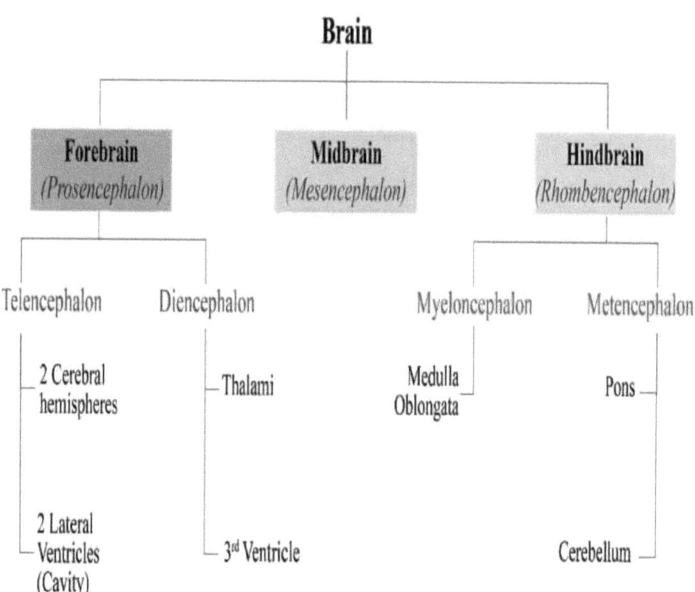

Brain
Forebrain
(Prosencephalon)
Midbrain
(Mesencephalon)
Hindbrain
(Rhombencephalon)
Telencephalon
Diencephalon
Myeloncephalon
Metencephalon
2 Cerebral hemispheres
Thalami
Medulla Oblongata
Pons
2 Lateral Ventricles (Cavity)
3rd Ventricle
Cerebellum

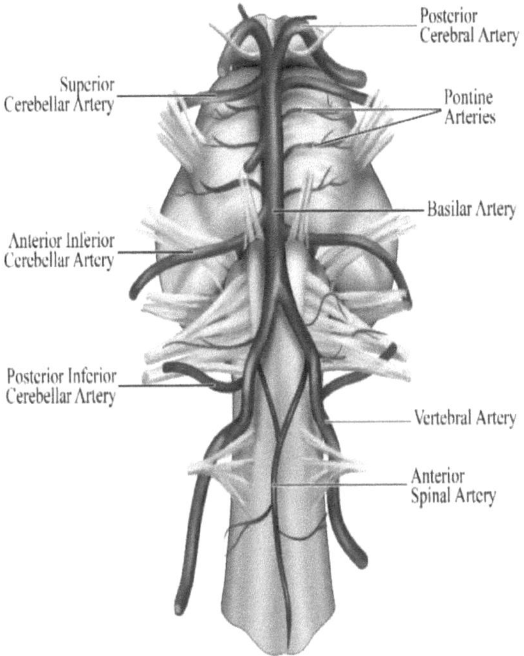

Figura 9-1: irrigação sanguínea do tronco cerebral

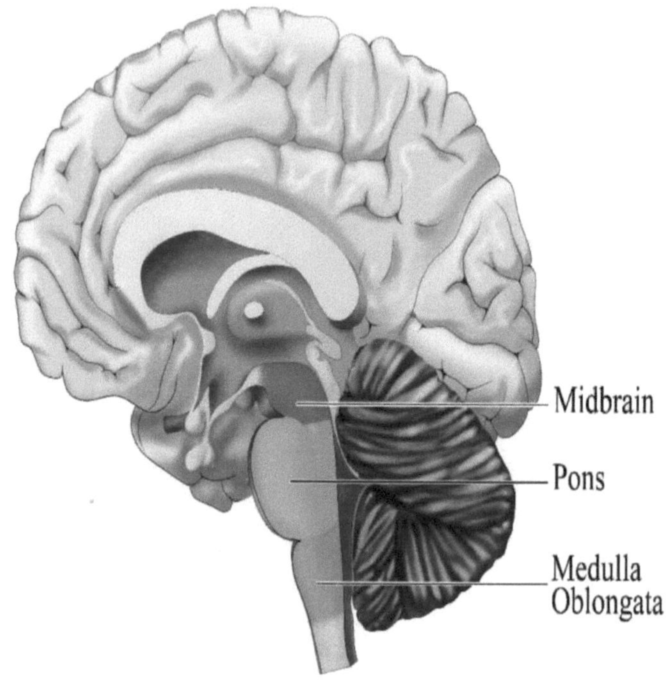

Figura 9-2: divisão principal do tronco cerebral

Medula oblonga "mielencéfalo"

Visão geral :

• É a parte mais caudal do cérebro

• em forma de tubo ou de funil

• Peso 59-72 gramas

• contínua em cima com a ponte e em baixo com a medula espinal.

Localização: -

  • situa-se na linha média da fossa craniana posterior, imediatamente acima de

Foramen magnum.

  • Localizado entre o cérebro e a medula espinhal

Funções: -

  1 - controlar o coração, a circulação e a respiração (porque contém os centros cardíaco, respiratório, vómito e vasomotor)
  2- controlar processos autonómicos como o vómito, a tosse e a deglutição.
  3- contém os núcleos dos nervos cranianos.

Anatomicamente, a medula oblonga tem duas caraterísticas

1- Caraterísticas externas
2- Caraterísticas internas

As caraterísticas externas:

- A medula tem duas superfícies.

1- Anterior" ventral"

2- Posterior "dorsal"

1- Superfície "ventral" anterior:-

* as caraterísticas mais visíveis da superfície anterior são

  * cinco ranhuras
  * duas pirâmides
  * duas azeitonas

As cinco ranhuras :-

* São uma fissura e quatro sulcos

* Separa as pirâmides das azeitonas

Incluir os seguintes elementos: -

1 - Fissura mediana anterior
2- Sulcos anterolaterais esquerdo e direito
3- Lelf e sulcos laterais Posterolaterais

Fissura mediana anterior:

* continuação da fissura mediana anterior da coluna vertebral *Corre ao longo da linha da

superfície anterior.
* separa as duas pirâmides.

2- As Pirâmides:-

* Localizado entre a fissura mediana anterior e
  o sulco anterolateral
* Formado pelas fibras da substância branca
* as vias corticoespinhais passam por eles
* Perto da junção da medula com a medula
  espinal, as fibras motoras dos tractos
  corticoespinhais cruzam-se na linha média,
  formando a decussação piramidal.

3- As azeitonas:-

* Estão localizados entre os sulcos anterolateral e
póstero-lateral

* são a casa dos sulcos olivares inferiores.

  Os nervos nascem da superfície ventral:-

        - nervo hipoglosso NC XII

   - o nervo glossofaríngeo CNIX

   - o nervo vago CN X

   - o nervo acessório CN XI

2- Superfície posterior "dorsal":-.

- Está virado para o cerebelo
- está ligado ao cerebelo por pedúnculos centrais inferiores
- Forma a parte inferior da fossa romboide.

Caraterísticas mais visíveis da superfície posterior

1 – sulco mediano dorsal
2- Fascículos
3- Sulcos intermédios posteriores direito e esquerdo

1- O sulco mediano dorsal

- conhecido como sulco mediano posterior
- É uma continuação do sulco mediano posterior da medula espinhal.

2- Os Fascículos:-

- Localizado lateralmente em ambos os lados do sulco mediano dorsal

- São quatro fascículos :

- Fascículos Graciosos

- Fascículos cuneiformes

- Tubérculos graciosos

- Tubérculos cuneiformes

  - os dois tubérculos são a casa do núcleo gracioso e do núcleo cuneiforme
  - 3- Sulcos intermédios posteriores direito e esquerdo
  - Localizado em ambos os lados do sulco mediano posterior Paralelo a ele.

- O sulco intermédio posterior separa os fascículos cuneiforme e grácil.

  2-As caraterísticas internas:-

  - a estrutura interna da medula é muito complexa, pois contém um elevado número de núcleos e trajectos.
  - numa vista em corte transversal, a medula é constituída por:-

    - base e medula :

- a parte mais ventral da medula

- contém:-

1 - as Pirâmides

ii- a decussação piramidal

  - Tegmento :
  - a porção média da medula

- contém a maioria das vias e núcleos "por exemplo, núcleos olivares inferiores"
  - Tectum :
- a parte mais dorsal da medula

A medula oblonga é constituída por

- a substância branca:-

são constituídos por fibras nervosas dispostas em trajectos ascendentes e descendentes

- a massa cinzenta:-

consistem em corpos celulares neurais que formam núcleos.

Base da medula:-

- as Pirâmides :
- são estruturas da substância branca

- Consiste em
1- fibras da via corticoespinal
2- fibras do trato corticobulbar
  - juntos formam as pistas piramidais.
  - a maioria das fibras do trato corticoespinhal cruza-se por baixo das pirâmides na região da fissura mediana anterior, formando a decussação piramidal.
  - o núcleo arqueado está localizado na

superfície anterior de cada pirâmide.

Tegmento: -

contém três grupos de núcleos :

1- Os núcleos dos nervos cranianos incluem:

• Núcleo espinal do nervo trigémeo

• núcleos vestibulares "medial-lateral - inferior"

núcleo ambíguo

. Núcleos dorsais do nervo vago

• núcleo do nervo hipoglosso

• núcleo da via solitária

• núcleo salivatório inferior

2- Os núcleos de relé incluem :-

- • núcleo cuneiforme
- • Neutros Gracile.
- • núcleo olivar inferior
3- Os núcleos reticulares incluem :-

• Núcleos da rafe

• Núcleos reticulares celulares de Gigeanto

• Núcleos reticulares parvocelulares

A substância branca do tegmento forma tratos ascendentes e descendentes.

As faixas ascendentes:-

• Fascículo grácil

. Fascículo cuneiforme

. Fibras espinotalâmicas

. Trajectos espinocerebelares posteriores.

. Trato espinocerebelar anterior

. via olivocerebelar

. via espinal do nervo trigémeo.

As faixas descendentes:

. Via rubrospinal

. trato tectospinal

• Trato reticuloespinal

. fascículo longitudinal medial

• trato vestibulospinal

. Trato espinal Olivo.

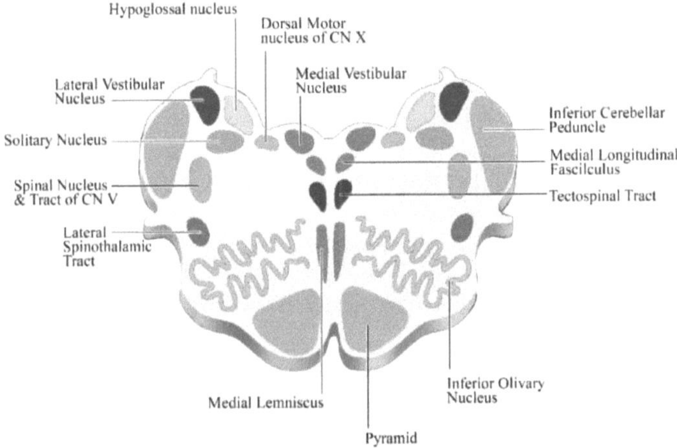

Figura 10 - 1 Secção transversal da medula oblonga

Pons

Visão geral:-

- É a parte do tronco cerebral situada entre o mesencéfalo e a medula oblonga.

- ligar o cérebro à espinal medula

- Cerca de 2-5 cm de comprimento.

Estende-se do sulco pontino inferior ao sulco pontino superior.

- Está ligado ao cerebelo pelo pedúnculo cerebelar médio.

Localização:

Situa-se inferiormente ao mesencéfalo, superiormente à medula oblonga e anteriormente ao cerebelo.

Funções :

1- Regulação da respiração
2- Impacto no ciclo do sono
3- Regula os sinais de dor
4- ao controlo dos actos involuntários.
5- têm um papel sensorial no equilíbrio auditivo.

Estrutura:

- A ponte divide-se em
  - superfície ventral conhecida como a parte basilar da ponte

"base Ponti's"

  - Superfície dorsal conhecida como tegmento pontino.

  1- Superfície ventral "anterior" da ponte:-

- consistem em:-

  - Fibras nervosas
  - Núcleos

As fibras nervosas dividem-se em

  1- fibras longitudinais pontinas que se dividem em
    - Fibras corticoespinhais.
    - Fibras Corticonucleares
    - Fibras corticopontinas.

  2- Fibras transversais que incluem: -
     Fibras pontocerebelares :

Surgem dos núcleos pontinos e projectam-se para o cerebelo através do pedúnculo cerebelar médio.

Os núcleos pontinos

  - Um grande número de pequenos neurónios

dispersos na ponte ventral.
- Recebe informação do córtex cerebral
através da via corticopontina.

2- Superfície "dorsal" posterior da ponte :
* Chama-se tegmento pontino
* Semelhante em estrutura ao mesencéfalo
"medula Oblongata e mesencéfalo.
* contém o centro respiratório que consiste nos
centros pneumotáxico e apneustico.

consistem em:-

1- Faixas ascendentes e descendentes.
2- Núcleos dos nervos cranianos
3- Parte da formação reticular.

Faixas ascendentes:

* Lemnisco medial

* lemnisco lateral

  * Lémniscus espinal "via espinotalâmica "

* lemnisco do trigémeo "via trigeminotalâmica"

  * Pedúnculo cerebelar superior

Pistas descendentes:

  * trato corticospinal

- via corticobulbar "corticonuclear"

- via corticopontina

Núcleos dos nervos cranianos:-

- Núcleos sensoriais do nervo trigémeo CN V
- núcleos motores do nervo trigémeo CNV
- Núcleo do nervo abducente CN VI
- Núcleo do nervo facial CN VIII
- Núcleo salivar superior
- Núcleo "salivar" salivar inferior
- Núcleos vestibulares
- núcleos cocleares
- Núcleos solitários

Núcleos da formação reticular: -

Dividido em três colunas :

- Núcleos de Raphi
- Núcleos gigantocelulares
- Núcleos parvocelulares.

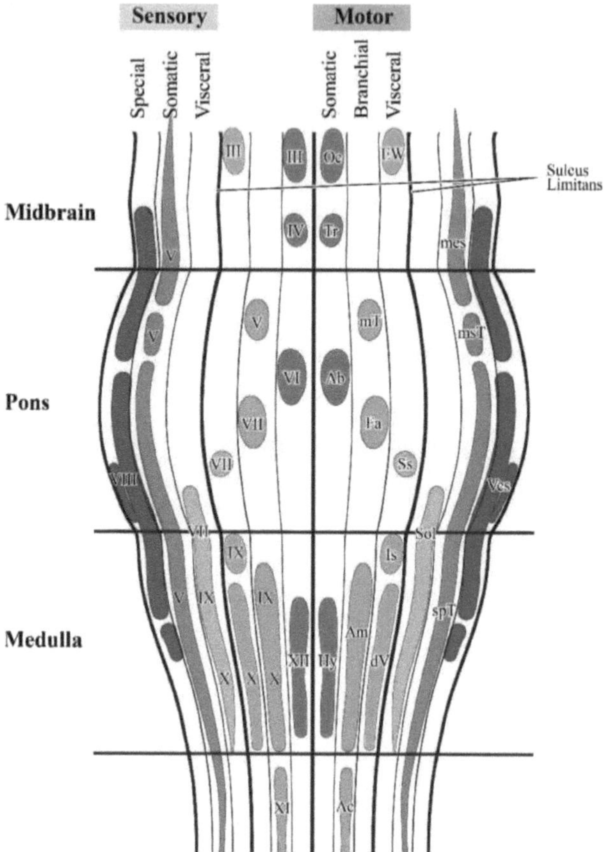

Figura 11-1 Núcleos dos nervos cranianos

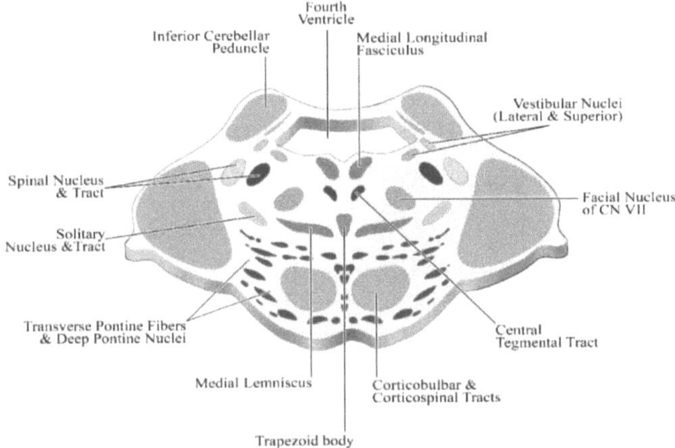

Figura 11-2 Secção transversal do Pon

Cérebro médio

resumo:-

- Também conhecido como mesencéfalo
- a porção mais pequena do tronco cerebral
- Tem cerca de 1,5-2 cm de comprimento
- Medeia os reflexos auditivos e visuais
- Ligação do diencéfalo e do cérebro com a ponte.

Localização:

- Localizado entre a ponte e o cérebro

Funções:-

3- Regulação do movimento ocular e dilatação da pupila

4- controlo motor e regulação do movimento muscular

5- controlar as funções autonómicas vitais

6- Medeia os reflexos auditivos e visuais.

Estrutura:-

Pode ser dividido em três partes

1- teto
2- tegmento.
3- crus cerebri

1-Teto:-

- Localizado posteriormente ao aqueduto cerebral de Sylvius - Forma a parte dorsal do mesencéfalo
- contém os núcleos dos:-
- Colículo superior
- Colículo inferior

- **Colículos inferior e superior juntos Formar os corpora Quadrigemina**
- **Existem dois colículos superiores e dois colículos inferiores separados pelo sulco cruciforme.**

Funções:-

Processamento auditivo e visual

1- Colículo superior :-

- Localizado no teto do mesencéfalo
- É maior do que o colículo inferior
- Recebe a informação visual da retina.

Funções:-

- atenção de orientação.

- envolvidos no processamento de estímulos ópticos

- coordenação dos movimentos dos olhos e da cabeça

2- Colículo inferior: -

* Localizado rostral ao nervo troclear e caudal aos colículos superiores
* o maior núcleo do sistema auditivo humano
* Servir de centro auditivo principal para o corpo.

Tem três subdivisões:

7- o núcleo central

8- o córtex dorsal

9- o córtex externo

Funções:-

* Localização do som
* Discriminação do tom e do ritmo
* orientação do corpo para estímulos relevantes

2-   Tegmento: -

* A parte ventral do mesencéfalo
* a parte maior do mesencéfalo
* Localizado entre o aqueduto cerebral e a Pars compacta da substância negra
* separado do teto pelo aqueduto cerebral.

Contém duas áreas:

1- O núcleo vermelho

envolvidos na coordenação do movimento

2- A matéria cinzenta periaquedutal: -
   Envolvidos no processamento da dor"

Funções: -

- coordenação dos movimentos
- Processamento da dor
- Consciencialização

3- Crus cerebri:-
- É um feixe de fibras localizado na face anterolateral do Pedúnculo Cerebral
- Separado do tegmento pela substantia nigra.

Contém:-

- Via corticospinal :-

- transportam sinais motores somáticos do córtex motor para a medula espinal

- Trajetória corticobulbar:-

Responsável pelo controlo motor do rosto e do pescoço

- Trato corticopontino:- desce do córtex cerebral para os núcleos pontinos funções:-
4- controlo do movimento

5- controlo do motor.

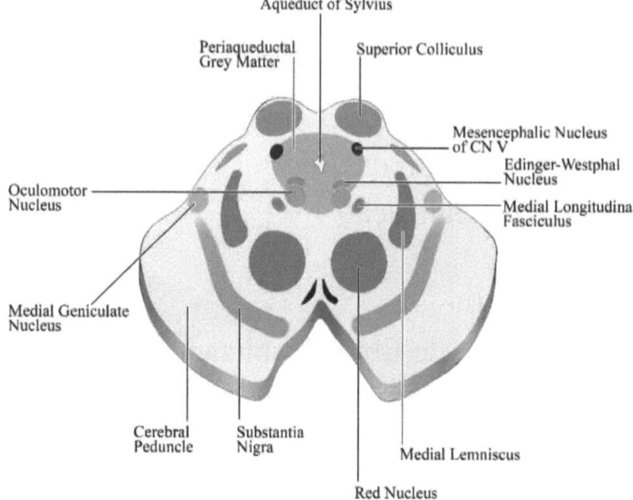

Figura 12-1 Secção transversal do tronco cerebral

Fornecimento de sangue ao tronco cerebral

• As artérias vertebrais e carótidas internas irrigam o cérebro

• O tronco cerebral é irrigado pelas artérias vertebrais.

• no tronco cerebral anterior, as artérias vertebrais formam a artéria basilar.

• As artérias vertebrais e basilares formam em conjunto uma rede denominada sistema vertebro-basilar.

o mesencéfalo é alimentado por:-

1 - Artérias cerebelares superiores

2- Artérias cerebelares posteriores

- O Pons é fornecido por:-

a artéria basilar e os seus ramos, que incluem:

- as artérias cerebelares anteriores inferiores

- as artérias paramedianas dos ramos pontinos

- Artérias cerebelares superiores.

A medula oblonga é fornecida por:-

artérias vertebrais e seus ramos, que incluem:-

- Artéria espinal anterior
- Artéria espinal posterior
- Artérias cerebelares posteriores inferiores

- **Notas clínicas:**

Alguns dos diagnósticos associados a danos ou lesões no tronco cerebral são

- **Esclerose múltipla**
- **Vertigem**

- **coma**

- **Síndrome de Wallenberg**

-Síndrome de bloqueio

- **Mielinólise pontina central.**

- **derrame**

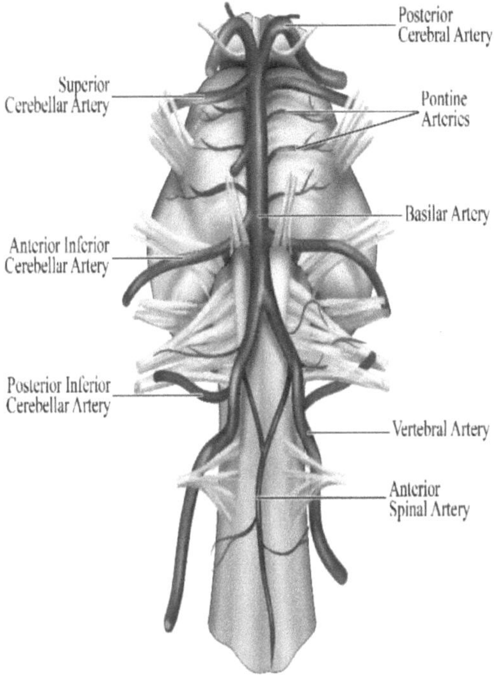

Figura 13-1 irrigação sanguínea do tronco cerebral

6- Cerebelo

Desenvolvimento:

- É desenvolvido a partir dos lábios rômbicos

- Os lábios rômbicos são as partes dorsolaterais da placa alar

-Nas 6 semanas de desenvolvimento, os lábios rômbicos tornam-se espessos e formam a placa cerebelar.

-Nas 12 semanas de desenvolvimento, a placa separou-se em porções caudal e craniana, separadas por um sulco transversal.

-A porção caudal forma o lobo foloculonodular, a porção mais primitiva do cerebelo.

A Porção Craniana Forma o vermis e os hemisférios cerebelares

A placa cerebelar é constituída por camadas que são

- Camadas neuroepiteliais
- Camadas do manto
- Camadas marginais

-As camadas neuroepiteliais formam a camada granular externa.

6- No sexto mês de desenvolvimento, a camada granulosa externa dá origem a diferentes tipos de comidas:

1 - célula granular
2- Células do cesto
3- células estreladas

O córtex do cerebelo é constituído por

- Células de Purkinje
- Neurónios de Golgi
- Núcleos cerebelares " i.e. núcleos denteados - emboliformes globosos e fastigiais "

As camadas granulares internas e externas dão origem a:-

- astrócitos
- Células de Bergmann
- Oligodendrócitos

Localização:

Está localizado dorsalmente à ponte e ao mesencéfalo na Fossa Craniana Posterior.

Funções :

1 - Coordenação dos movimentos

2- Controlo do tónus muscular

3- controlo do equilíbrio

4- Funções cognitivas. Como a linguagem - atenção e emoção.

Estrutura:-

O cerebelo é constituído por :

- Córtex cerebelar
- substância branca.
- Núcleos cerebelares profundos

O cerebelo liga-se às diferentes partes do sistema nervoso através de três pedúnculos cerebelares emparelhados

que são:-

1- Pedúnculo cerebelar superior

liga o cerebelo ao mesencéfalo e tem axónios que enviam impulsos para o tálamo e para o trato cerebelorubral.

2- Pedúnculo cerebelar médio:-

ligam o cerebelo à ponte e recebem a sua informação dos núcleos pontinos da ponte

3- Pedúnculo cerebelar inferior:-

ligam o cerebelo à medula espinal e à medula oblonga.

Sangue do cerebelo: -

O cerebelo recebe o seu fornecimento de sangue de:-

- Artéria cerebelar superior "SCA"
- Artéria cerebelar inferior anterior "AICA"
- Artéria cerebelar inferior posterior "PICA"
3- A SCA e a AICA são ramos da artéria basilar
4- A PICA é um ramo da artéria vertebral
- **A drenagem venosa é efectuada pelas veias cerebelares superior e inferior.**

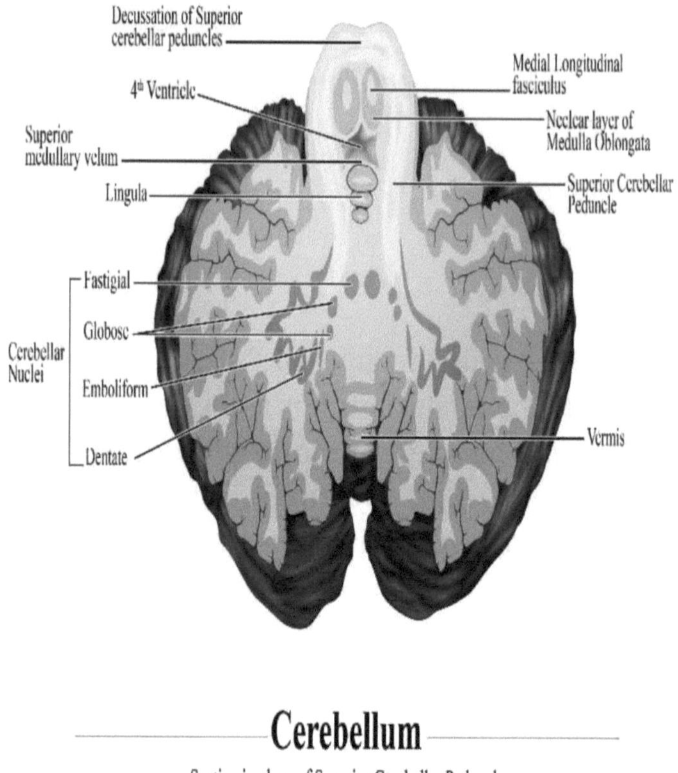

Figura 14-1 Secção transversal do cerebelo

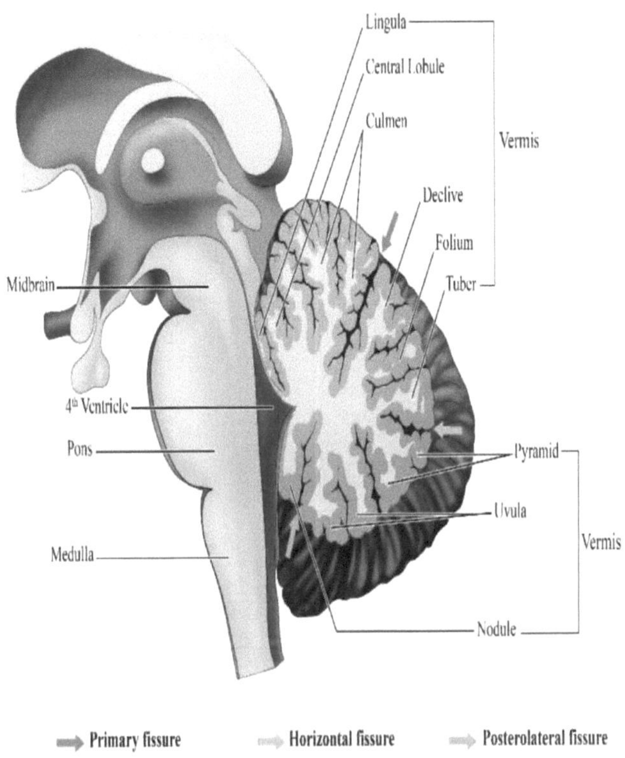

Figura 14-2A secção sagital do cerebelo

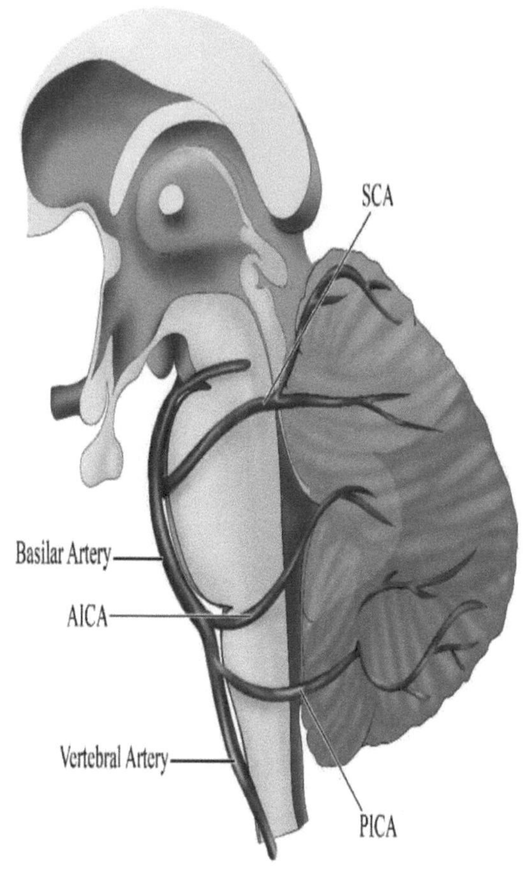

Figura 14-3 Suprimento sanguíneo do cerebelo

7- Diencéfalo

-O diencéfalo divide-se em quatro partes:-

1 - O tálamo

2- O hipotálamo

3- O subtálamo

4- O epitálamo

Localizado em ambos os lados do terceiro ventrículo, o tálamo está separado do hipotálamo e do subtálamo pelo sulco hipotalâmico

5- O epitálamo inclui :
- A glândula Pineal
- A habênula

O tálamo:-.

6- É uma grande massa oval de matéria cinzenta
7- É a maior divisão do diencéfalo
8- As duas partes do tálamo estão ligadas através da adesão intertalâmica
9- desempenha um papel importante na integração dos sistemas sensoriais e motores.

-O tálamo está dividido em núcleos que são:

1 - O núcleo anterior

2- O núcleo mediodorsal (dorsomedial)
3- O núcleo mediano do Centro
4- O Pulvinar
5- Os núcleos da camada ventral

- O núcleo anterior recebe input hipotalâmico dos mamilares através da via mamilotalâmica e é projetado para o giro cingulado.

- O núcleo mediodorsal tem conexões abundantes com os núcleos intralaminares e recebe informações da amígdala, da substância negra e do neocórtex temporal.

- O núcleo mediano central recebe informações do globo pálido e é o maior núcleo intralaminar.

- O pulvinar é o maior núcleo talâmico e recebe informações dos corpos geniculados lateral e medial e do colículo superior.

Os núcleos ventrais do pneu:-

1- o núcleo anterior ventral:

- recebe informações do Globus Pallidus e da substância negra

- Liga-se ao corpo estriado

- Projecta para o córtex pré-frontal - córtex orbital - e córtex pré-motor "Brodmann

Área 6).

2- o núcleo lateral ventral:

- recebe em Put do cerebelo e da substância negra.

- Projeto para o córtex motor (área de Brodmann (4)

3- O núcleo posterior ventral:

- Projectos para o giro pós-central

- tem dois subnúcleos

núcleo póstero-lateral a-ventral

b- núcleo posteromedial ventral

4- O núcleo geniculado lateral :

-Projecta para o córtex visual primário

- recebe informação através do trato ótico

- É um núcleo de relé visual.

5- Núcleo geniculado medial

- situa-se lateralmente ao mesencéfalo

- É um núcleo de relé auditivo

-recebe a entrada auditiva através do braquial do colículo inferior

- Projectos para o córtex auditivo primário

Sangue do tálamo :

-A artéria tuberotodâmica

- Artéria coroidal anterior

-A artéria paramediana

- Artéria cerebral posterior

- Artéria comunicante posterior

2- hipotálamo:-

10- uma das estruturas mais importantes do cérebro

11- É uma forma de cone muito pequena

12- Estende-se desde o quiasma ótico até à comissura posterior.

13- serve três sistemas:-

1 - O sistema límbico

2- O sistema nervoso autónomo.

3- O sistema endócrino.

14- ajuda a manter a homeostasia

Funções:-

1 - Regular a temperatura

2- regular os níveis de fluidos e electrólitos no corpo

3- regular o ritmo cardíaco

4- regular o humor

5- desejo sexual

6- regular a sede

7- regular o sono

Núcleos hipotalâmicos principais

1- O núcleo pré-ótico medial :

Hormona da adenohipófise

2- O núcleo supra-quiasmático :-

-regula os ritmos circadianos.

3- O núcleo anterior :-

regula a temperatura

4- O núcleo paraventricular:-

sintetiza a hormona antidiurética ADH e a oxitocina

5- O núcleo supra-ótico:-

Sintetiza a ADA e a oxitocina

6- o núcleo dorsomedial:-
Comportamento selvagem
7- O núcleo ventromedial:-
Inibir a vontade de comer
8- O núcleo arqueado (infundibular) :-

Pode inibir ou estimular a ação do hipotálamo.

9- O núcleo mamilar

10- O núcleo hipotalâmico posterior :

Desempenha um papel na regulação térmica.

11- Núcleo hipotalâmico lateral

Induzir a alimentação quando estimulado.

3- O epitálamo:-.

1- contém a glândula Pineal que segrega
melatonina

2- formam o teto do diencéfalo
3- consistem em:-
1 - O complexo habenular
2- A Stria medullaris
3- A glândula pineal

a melatonina é responsável pelo ciclo sono-vigília "ritmo circadiano"

4- O subtálamo

- Situado no diencéfalo posterior, entre o tálamo dorsal e o tegmento do mesencéfalo.

Tem diferentes partes:

1 - a zona incerta
2- o núcleo reticular
3- O núcleo geniculado
4- o núcleo subtalâmico

O núcleo subtalâmico é responsável pela função motora somática

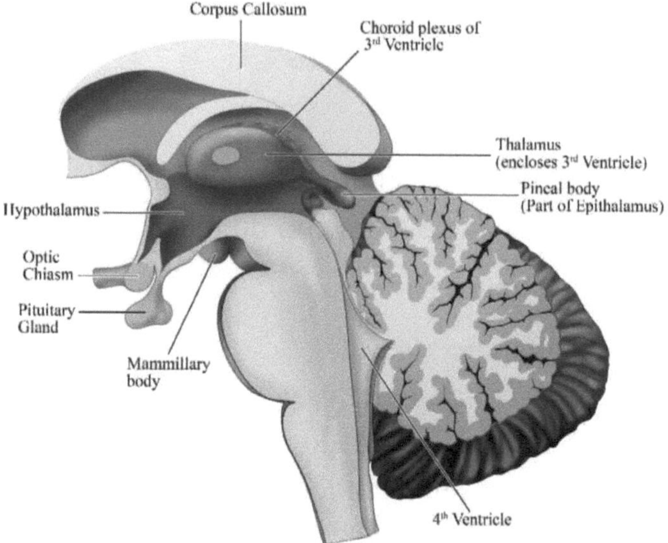

Figura 15-1 Secção transversal do Diencéfalo

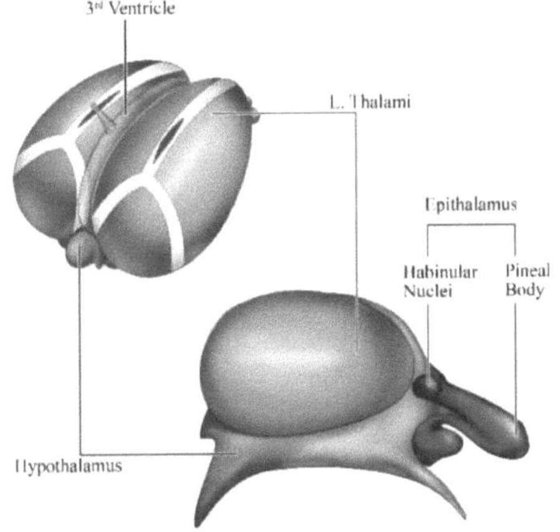

Figura 15-2 Partes do Diencéfalo

Thalamus

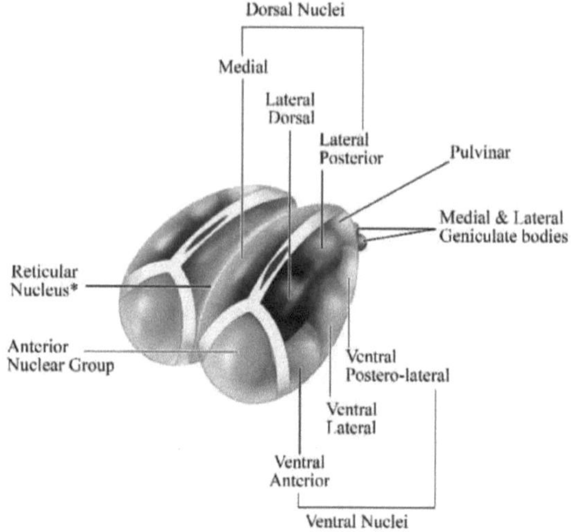

(*) **The main Thalamic Nuclei.** the reticular nuclei that «cap» the thalamus laterally are depicted as curving translucent structures

Figura 15-3 O Tálamo

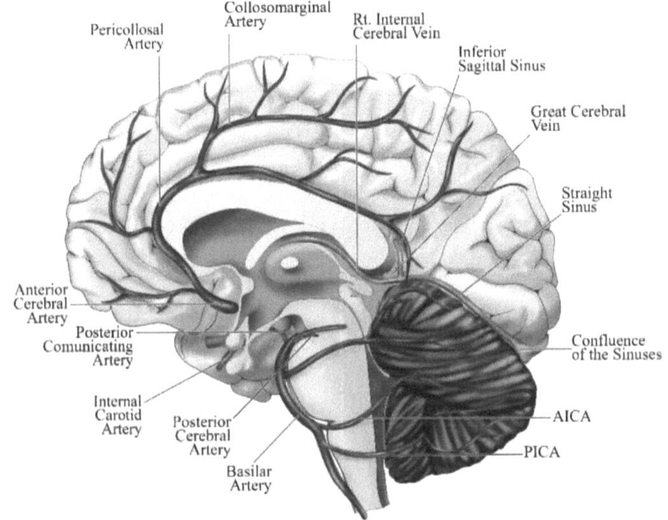

Figura 15-4 Suprimento sanguíneo do diencéfalo

8- Sistema auditivo

- O sistema auditivo é um sistema aferente especial "SSA"
- Processo auditivo significa a consciência dos sons
  e a deteção do significado desses sons.
- Os tons de frequência diminuem com a idade avançada.

Estrutura:-

O sistema auditivo é constituído por

1 - ouvido externo
2- ouvido médio
3- Orelha interna
4- Sistema nervoso auditivo

Função:-

A principal função do sistema auditivo é detetar e localizar sons.

1- Orelha exterior:
- Também designada por aurícula
- consiste no pavilhão auricular e no canal auditivo
- recolhem o som e transferem-no através do

canal auditivo para o ouvido médio.

- É separada do carro médio pela membrana timpânica.

2- Ouvido médio:-

Consiste em

- Membrana timpânica "o tímpano"
- Ossículos do ouvido médio malleus - incus-stapes"
- Músculos tensor do tímpano e estapédio.

- É alimentado pelo ramo estilomastóideo do occipital na artéria auricular posterior.

- Transportar as vibrações sonoras para o ouvido interno

3- Ouvido interno:-

contém duas partes principais

- A cóclea "órgão da audição "
- O canal semicircular

-recebe o seu fornecimento de sangue da artéria labiríntica

- Também chamada Cavidade Labiríntica

A cóclea contém as estruturas de fluxo:-

1 - órgão de Corti

2- células ciliadas

3- Escala vestibular

4- Meios de comunicação Scala

Origem: -

Começar nas células ciliadas do órgão de Corti

Cessação:-

no córtex auditivo

Receptores:-

Células ciliadas I órgãos de corti

tipos de neurónios:-

Neurónio de primeira ordem:-

células mitrais do gânglio espiral "células bipolares"

2e neurónio de ordem:-

núcleos cocleares dorsal e ventral

Neurónio de 3ª ordem: -

núcleo olivar superior e núcleo do lemnisco

lateral.

1- Neurónios de primeira ordem: -
   -São células bipolares do gânglio espiral do nervo coclear
   - As suas fibras distribuem-se pelos núcleos cocleares ventral e dorsal

2- Neurónio de segunda ordem :-

- núcleos dorsal e ventral
- Os seus axónios são retransmissores no núcleo olivar superior e nos núcleos trapezoidais.

3- Neurónio de terceira ordem:-
   • Núcleos olivar superior e trapezoidal
   • As suas fibras ascendem como o lemnisco lateral
   • As suas fibras atingem o corpo geniculado medial.

O córtex auditivo:

- No lobo temporal do córtex cerebral

O córtex auditivo divide-se em

1- Córtex auditivo primário :-

- Localizado no giro temporal superior no lobo temporal

- Também conhecidos como Brodmann's são 41-42

- Recebe uma entrada direta dos núcleos geniculados mediais do tálamo.

2- Área auditiva secundária "A1"1":
- Também conhecida como zona de Wernicke - área de Brodmann 22
- Rodeia o córtex auditivo primário
- Recebe aferências dos subnúcleos dorsal e medial do núcleo geniculado medial.

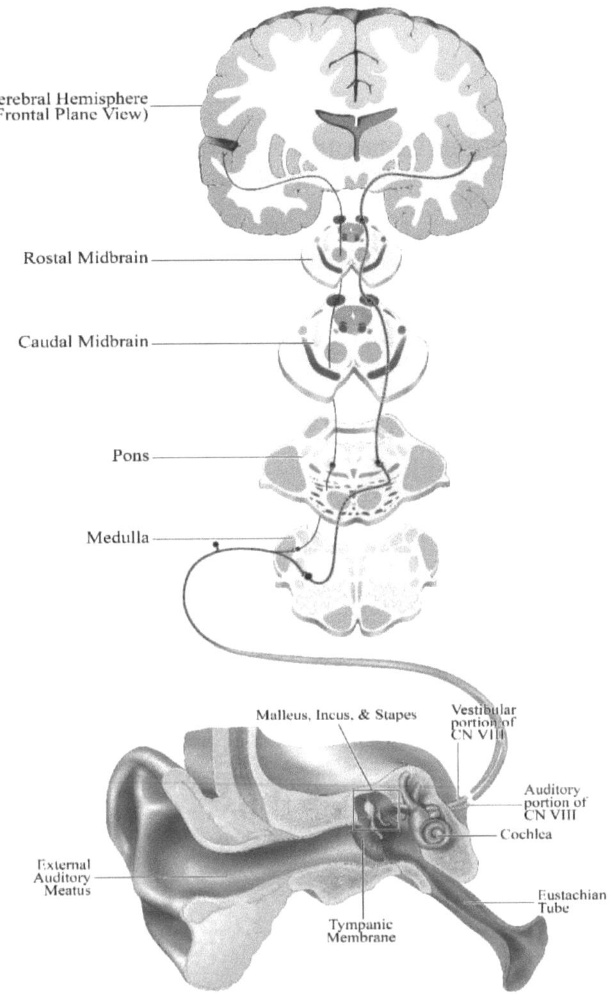

Figura 16-1 A via auditiva

9- Sistema límbico

Definição

-Também conhecido como sistema nervoso emocional

- É um grupo de estruturas cerebrais envolvidas na regulação das emoções e dos comportamentos.

função:-

1 - função de memória
2- função olfactiva
3- função de emoção
4- função comportamental
5- resposta ao stress
6-funções autonómicas " frequência cardíaca - temperatura corporal"

Estruturas do sistema límbico:

- córtex orbitofrontal
- Hipocampo
- Amígdala
- Hipotálamo
- A zona septal
- O tálamo
- Giro cingulado

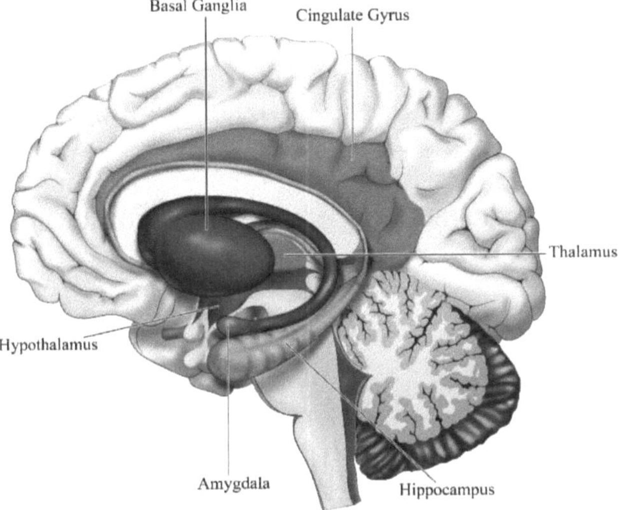

Figura 17-1 Estruturas do sistema límbico

10- Sistemas olfativo e gustativo

1- sistema olfativo :-

Visão geral:

- É um sistema sensorial utilizado para o olfato "cheiro"

- As células olfactivas têm algumas caraterísticas especiais

- São o único grupo de neurónios capaz de se regenerar
- Os neurónios bipolares são
- Estão a adaptar-se lentamente

-- Não tem um relé pré-cortical no tálamo

O sistema de fábrica é composto por:-

1- epitélio da fábrica:-

-Localizado no interior do teto da cavidade nasal

-Responsável pela deteção de encomendas

- é constituído por quatro tipos de células:-

- Neurónio sensorial olfativo.
- células de suporte.
- Células basais
- Células da escova

2- Bolbo olfativo:

- localizado na ponta do lobo frontal do cérebro

- Recebe informações sobre odores e envia-as para as áreas superiores do cérebro.

-a principal estação de retransmissão dentro da via olfactiva.

3- Receptores olfactivos

- São quimiorreceptores
- encontrado na mucosa nasal
- Os neurónios bipolares são
- Podem regenerar-se e substituir-se ao longo da vida.

4- córtex olfativo:-

- Receber informação direta do bolbo olfativo
- É uma porção do córtex cerebral
- Localizado na parte inferior do lobo temporal do cérebro

É constituída por várias regiões

- Córtex priforme:-

Localizado abaixo da lateral da estria da fábrica

- Amígdala

Localizado anteriormente ao corno temporal do ventrículo lateral

- Córtex entorrinal :

É a parte anterior do giro para-hipocampal

- estria olfactiva:-

-São as divisões medial e lateral do trato olfativo

- via olfactiva:

- mead up dos axónios dos neurónios de retransmissão mitral

- contêm o núcleo olfativo anterior

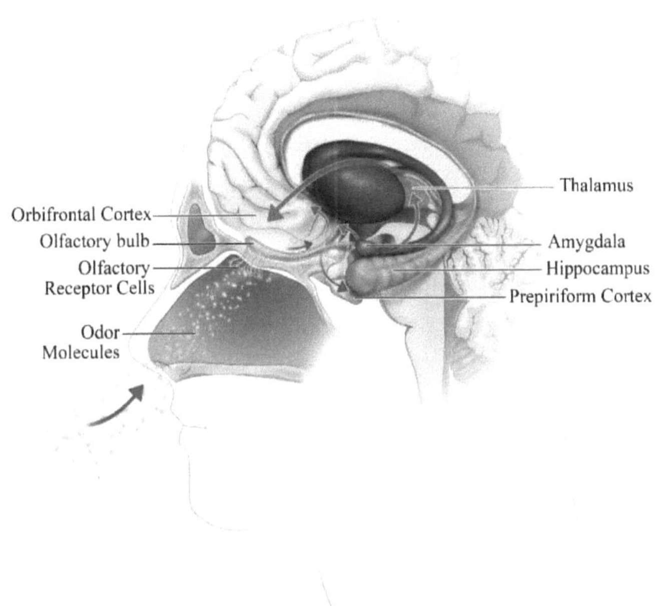

Figura 18-1: A via olfactiva

11- Sistema gustativo

- Mediar a deteção do sabor
  O sistema gustativo é constituído por
1- Língua
2- Papilas
3- Papilas gustativas

- Quatro tipos de papilas:-

  - fungiforme
  - Circunvalar
  - folhagem
  - filiforme

Papilas gustativas:-

-Dentro da língua

- contêm células gustativas ou sensoriais Células conhecidas como células gustativas

Células gustativas:

  - são receptores sensíveis a estímulos químicos
  - são sensíveis a esses gostos básicos :
  - Doce
  - amargo
  - Salgado
  - Azedo

As sensações gustativas são transmitidas por três

nervos cranianos:-

1 - nervo facial

2- nervo glossofaríngeo

3- nervo vago

Via gustativa:-

neurónio de primeira ordem:-

- O nervo facial :-
  recebe um sentido especial dos dois terços anteriores da língua
- O nervo glossofaríngeo :-

Recebe o sentido do terço posterior da língua

- O nervo vago:

Recebe o sentido da parte posterior da língua, da garganta e da epiglote.

- As fibras gustativas dos três nervos terminam no núcleo solitário, o neurónio de segunda ordem.

Neurónio de segunda ordem:-

- núcleo solitário.
- As suas fibras ascendem ao núcleo ventral póstero-medial do tálamo

Neurónio de terceira ordem:-

A sua fibra parte do tálamo e termina no córtex

cerebral na área gustativa.

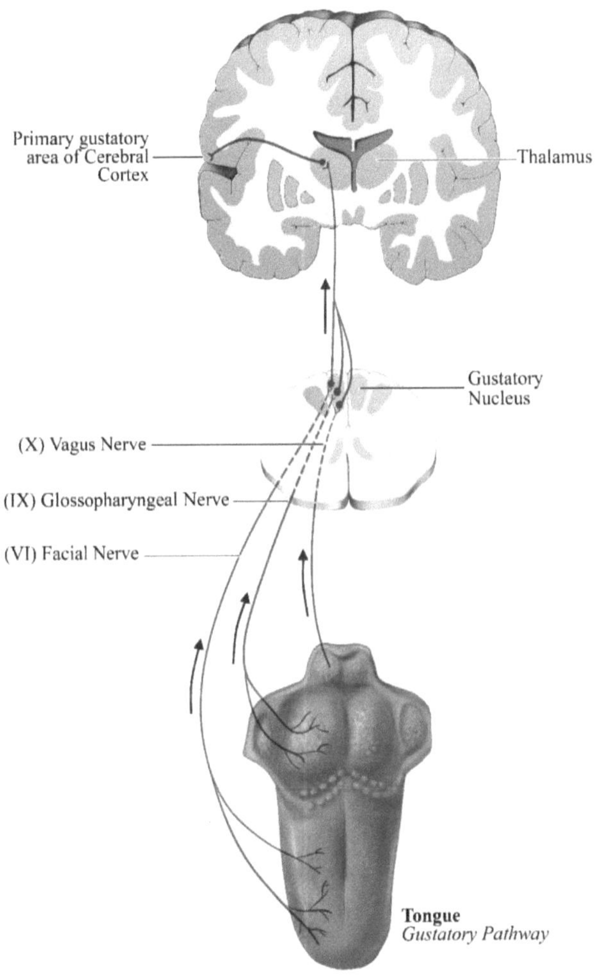

Figura 18-2: A via gustativa

12- Nervos cranianos

-São 12 pares de nervos que nascem do cérebro -

têm funções diferentes "motoras - sensoriais"

Funções:-

- Funções auditivas
- Funções do paladar
- Funções olfactivas
- Funções de visão
- controlar o movimento muscular

Os nervos cranianos incluem os seguintes:-

1 - nervo olfativo
2- nervo ótico
3- nervo oculomotor
4- nervo troclear
5- nervo trigémeo
6- nervo abducente
7- Nervo facial
8- vestibulococlear, nervo
9- Nervo glossofaríngeo
10-   nervo vago
11-   nervo acessório
12-   nervo hipoglosso
1- nervo olfativo CNI :-

- SSA especial

- com origem no cérebro
- transmite uma sensação de cheiro "olfato"
- Inervar a mucosa da fábrica com a cavidade nasal

2- nervo ótico CNI:-

- Nervo aferente somático especial SSA
- Nervo sensorial
- transmite uma sensação visual
- Inervam a retina do olho
- as fibras neurais têm origem nas células ganglionares da retina
- A lesão do nervo ótico provoca a perda de visão
- Coberto por meninges tubulares

3- nervo oculomotor CNIII :-

- contêm fibras eferentes somáticas e viscerais
- contém dois núcleos "núcleo oculomotor e núcleo de Edinger-Westphal"
- originários do mesencéfalo,
- transmite o movimento dos olhos e a constrição da pupila.

4- Nervo troclear CN IV :-

- com origem no núcleo contralateral do mesencéfalo

- Inervar o músculo oblíquo superior
- Nervo motor somático geral
- controlar o movimento dos olhos.

5-   Nervo trigémeo CN V :-
- contêm fibras motoras viscerais gerais e especiais
- grande nervo
- Dividido em:
- nervo oftálmico:-
   CN VI

   Fornece a testa e o nariz
- nervo maxilar:
   CN V2

   Abrange a região zigomática e o lábio superior
- nervo mandibular : -
   CNV3

   Fornece pele bucal. Lábio inferior e pele da região mandibular

6- Nervo abducente CN VI:-
- É um nervo aferente somático geral
- Inerva o músculo reto lateral
- originário do tronco cerebral
- sair do crânio através da fissura orbital superior
- controlar o movimento dos olhos.

7- nervo facial CN VII:-

• nervo misto que transporta fibras gerais e especiais.

• originadas no tronco cerebral têm duas divisões:

- Uma fibra motora maior de transporte de raízes primárias

. Inervam as glândulas lacrimais - submandibulares - sublinguais basais Palatinas e os músculos da expressão facial.

- Um nervo ético intermédio mais pequeno
    Transporta fibras sensoriais e parassimpáticas

Inervam o ouvido médio, a cavidade nasal, o palato mole e os 2/3 anteriores da língua.

8- nervo vestibulo-coclear CN VIII :-

• É um nervo aferente somático especial

são compostos por duas partes:-

- nervo vestibular :-

Controlo do equilíbrio do movimento

"equilíbrio"

- Nervo coclear:-

Ativar a audição

9- Nervo glossofaríngeo NC IX:-

- originário do tronco cerebral
- têm muitas funções:
- Deglutição
- Salivação
- Sensação gustativa
- É predominantemente um nervo sensorial

que recebe:

1- Aferente visceral especial SVA:- que recebe as sensações de baqueteamento do 1/3 posterior da língua

2- Aferente visceral geral GVA:- que recebe a sensação de :

- Faringe

- Amígdalas
- Parte posterior da língua
- Seio carotídeo

  3- Núcleo salivar inferior:

  - Núcleo parassimpático

  - núcleo ambíguo.

  10- nervo vago CN X:-

- com origem em vários núcleos do tronco

cerebral

- O nervo craniano mais longo
- A única NC deixa a região da cabeça e do pescoço.

Têm dois gânglios :

- Gânglios superiores do nervo vago

- Gânglios inferiores do nervo vago

funções:-

- controlar a secreção das glândulas
- controlar o peristaltismo
- Controlar a fonação.
- controlar o sabor
- transmite sensações viscerais e alterações da tensão arterial.

11- Nervo acessório CN XI ;

- nervo aferente
- originários do tronco cerebral e da medula espinal

Funções :

1- controlar a fonação

2- controlar o movimento da cabeça e dos ombros

12- nervo hipoglosso CN XII:

- É um nervo eferente somático geral
- originário do tronco cerebral
- permitir o movimento da língua
- permitir a fala
- permitir a deglutição.

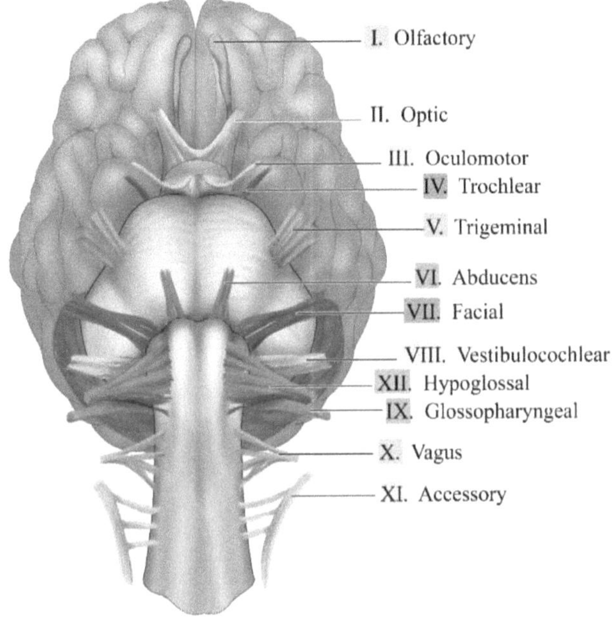

Figura 19-1 Nervos cranianos

13- Sistema nervoso autónomo

Definição:-

- É um componente do sistema nervoso que funciona inconscientemente e regula certas funções corporais, como o ritmo cardíaco, a tensão arterial e a digestão.
- A produção autonómica é controlada pelo hipotálamo.
- Todos os órgãos do corpo são inervados pelo sistema nervoso autónomo, exceto o músculo esquelético.
- é o sistema motor eferente visceral geral GVE

O sistema nervoso autónomo tem três divisões

i) o sistema nervoso simpático

ii) o sistema nervoso parassimpático

iii) o sistema nervoso entérico

Neurónios do sistema nervoso autónomo

1- Neurónios pré-ganglionares: -

- com origem no SNC

- O seu corpo celular está localizado no corno lateral da medula espinal

- Os seus axónios viajam para fora do SNC

onde fazem sinapses
com os neurónios pós-ganglionares.

2- Neurónio pós-ganglionar: -

-O seu corpo celular está localizado nos gânglios autonómicos Perifericamente

1- O sistema nervoso simpático

- Antagonista do parassimpático
- Também designado por sistema toracolombar
- Estimular a resposta de luta ou fuga do corpo

Os neurónios pré-ganglionares :-

- neurónios curtos
- têm origem na divisão toracolombar da medula espinal
- Localizada na coluna celular intermediolateral (TI-L3).

Os neurónios pós-ganglionares:-

- viaja do gânglio para os músculos lisos ou glândulas que estão a ser inervados.

-Localizado no tronco simpático

atividade simpática no sistema de órgãos:-

- OLHO:-

-Dilatação da pupila (midríase)

- Coração:-

Aumenta a frequência cardíaca e a contratilidade

- Pulmões:-

Broncodilatação

- Fígado:-

Gluconeogénese e glicogenólise

- Rim

Libertação de renina

- Pénis

Causa ereção - ejaculação

- glândulas sudoríparas

Aumentar a transpiração

- trato gastrointestinal

Diminuição da mobilidade do TGI e da contração dos esfíncteres

- Vasos sanguíneos

A dilatação dos vasos sanguíneos provoca também a constrição de outros.

O Sistema Nervoso Parassimpático

- responsável pelo incentivo às actividades de "alimentação e reprodução
- Também chamado de Sistema Craniossacral
- apenas inervam as vísceras
- As fibras do nervo pós-ganglionar são muito curtas

nervos cranianos com componentes parassimpáticos

1 - o nervo vago CNX
2- o nervo oculomotor CN III
3- O nervo facial CN VII
4- o nervo glossofaríngeo CN IX

Atividade parassimpática no sistema de órgãos:-

- olho:-

constrição da pupila (miose)

- Coração:-

Diminuição da frequência cardíaca e da contratilidade

- Pulmão:-

Broncoconstrição

- Vasos sanguíneos:- vasodilatação
- Trato gastrointestinal - Aumenta a motilidade do TGI

Os neurotransmissores do SNA incluem: -
A-acetilcolina "colinérgico:- neurotransmissor do neurónio pré-ganglionar B-Norepinefrina -
"adrenérgico:- neurotransmissor do neurónio pós-ganglionar C-Dopamina:-
O neurotransmissor das pequenas células intensamente fluorescentes SIF.

Existem dois tipos de receptores de acetilcolina

A- Receptores nicotínicos

B- receptores muscarínicos

Existem dois tipos de norepinefrina: -

A- Alfa (receptores α)
B-Beta (receptores β)

Os receptores alfa dividem-se em:- $\alpha 1$ e $\alpha 2$

Os receptores beta dividem-se em

$\beta 1$ - $\beta 2$ - $\beta 3$

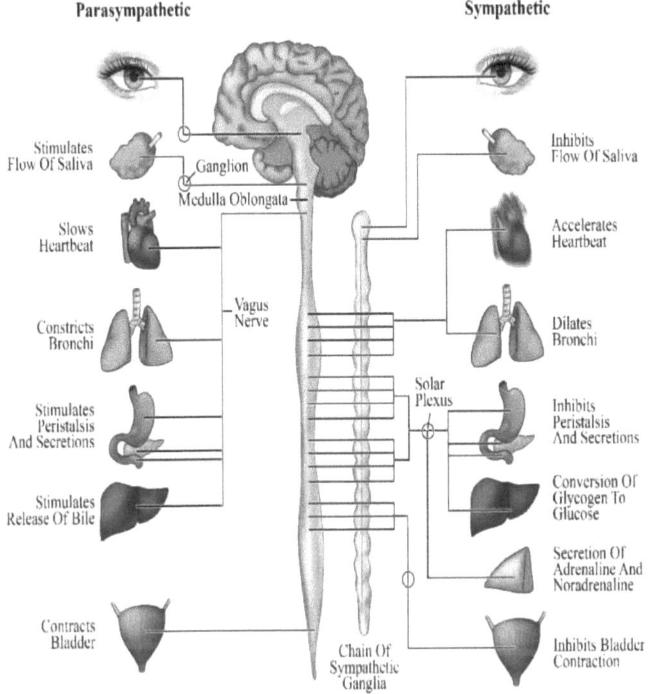

Figura 20-1 O Sistema Nervoso Autónomo

14- Referências

1 - Mescher, A.L. *Junqueira¹ S Texto e Atlas de Histologia Básica*. (13ª ed.) : McGraw-Hill; 2013.

2- Neuroanatomia de alto rendimento (5th ed). Philadelphia. Wolters Kluwer :2016.

3- Sadler, T.W. *Langman's Medical Embryology*. (12ª ed.). Philadelphia: Lippincott Williams & Wilkins; 2012.

4- BRS Neuroanatomy (6th ed) board review series .
5- BRS physiology (5th ed) board review series
. Waxman, S.G. *ClinicalNeuroanatomy*. (26ª ed.): McGrawHill; 2010.

6- Textbook Of Clinical Neuroanatomy (2nd ed) Vishram Singh.

7- BRS Embryology (5th ed) Série de revisão do conselho.

8- Eljack s Lecture Notes in Neuroscience (1st ed)

This book is designed to enhance easy understanding of neuroanatomy and eliminate students neurophopia.

In this book, I tried to discuss the topics in the form of brief points, which makes it easier for the student to remember and quickly recall them, in addition to illustrations.

Who is this book for?

This book is not only for students of the Faculty of Medicine and Surgery, but also for students of the Faculty of Nursing and Physical Therapy and all those interested in the field of neurology can benefit from it.

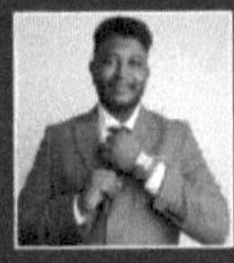

Dr. Osman Rihan
Student at Ahi Evran University – faculty of physical therapy and Rehabilitation.

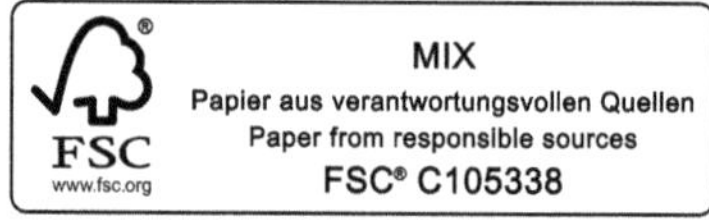

Printed by Books on Demand GmbH, Norderstedt / Germany